U0259773

版权声明

So young, so sad, so listen

A parents' guide to depression in children and young people

(Third edition)

儿童青少年抑郁症的父母指南

（原著第三版）

［英］菲利普·格雷厄姆　　尼克·米奇利　著
（Philip Graham）　　　（Nick Midgley）

［英］克里斯蒂娜·罗奇　插画
（Christine Roche）

杨诗露　译　/　王倩　孙浩令　审校

中国轻工业出版社

图书在版编目（CIP）数据

儿童青少年抑郁症的父母指南：原著第三版／（英）
菲利普·格雷厄姆（Philip Graham），（英）尼克·米奇利
（Nick Midgley）著；杨诗露译. —北京：中国轻工业出
版社，2022.2（2025.1重印）
ISBN 978-7-5184-3543-2

Ⅰ. ①儿…　Ⅱ. ①菲…　②尼…　③杨…　Ⅲ. ①青少
年－抑郁症－诊疗－指南②儿童－抑郁症－诊疗－指南
Ⅳ. ①R749.4-62 ②R749.94-62

中国版本图书馆CIP数据核字（2021）第110881号

责任编辑：戴　婕　　责任终审：张乃东
策划编辑：戴　婕　　责任校对：刘志颖　　责任监印：吴维斌

出版发行：中国轻工业出版社（北京鲁谷东街6号，邮编：100040）
印　　刷：三河市鑫金马印装有限公司
经　　销：各地新华书店
版　　次：2025年1月第1版第4次印刷
开　　本：880×1230　1/32　印张：5.5
字　　数：57千字
书　　号：ISBN 978-7-5184-3543-2　　定价：52.00元
读者热线：010-65181109
发行电话：010-85119832　　010-8511912
网　　址：http://www.chlip.com.cn　http://www.wqedu.com
电子信箱：1012305542@qq.com
版权所有　侵权必究
如发现图书残缺请拨打读者热线联系调换
242060Y1C104ZYW

译者序

作为心理工作者，我经常在想一个问题：是什么让人和人之间不再交流，宁愿埋进社交网络或游戏的世界，也不愿和孩子、父母或伴侣多说说心里话。世间最遥远的距离也许是：你在我眼前，我却将心灵的伤口掩埋起来，不信任你会给予我渴望的支持和帮助。

在进行心理咨询和心理健康教育的工作中，我了解到很多人的痛苦往往在青春期甚至儿童期就初现端倪，但这些痛苦刚出现的时候很容易被当作"不值一提的小事"，从而被忽略。当孩子认为求助和倾诉是一件羞耻的事，自己的声音总是被批评和否定时，他们很容易将自己包裹起来，失去得到支持和帮助的机会。另一方面，在和很多学生家长交流的过程中，我发现父母也很焦虑、很困惑，不知道自己的孩子到底怎么了，不知道如何面对和处理孩子的痛苦，孩子和父母都很不容易。

2020年7月，本书原著第三版（前两版分别是1995年和2005年）在英国出版，王倩博士找到我，希望由我完成这本书的翻译工作，我被这个主题吸引，深信这是一件很有意义的事。阅读之后，我发现这本书是温柔的，作者带着英伦的浪漫和对年轻一代的共情，传递着朴素而深刻的理念——"年少识愁且倾听"；这本书也是充满力量的，作者深入浅出，从实操的角度告诉父母如何识别、理解抑郁症，以及在预防抑郁、应对日常压力和遭遇抑郁症时该如何应对，可以说是一本"父母宝典"。

本书试图告诉家庭、学校、社会：抑郁症可能发生在任何人身上，它并不是脆弱，更不是矫情，抑郁症是由遗传和环境共同诱发、全世界都为之困扰的疾病。它还告诉我们，孩子面对的世界并非成年人所想的那么无忧无虑——容貌焦虑、同伴拒绝、校园霸凌、完美主义、父母否定、不当惩罚等，都潜藏在孩子们的世界中，如果孩子们不能及时得到理解和支持，极易引发抑郁症。一些孩子会试图发出求救的信号，但由于对抑郁症的错误认知和忽视，大人们会错过沟通和发现的机会。对于很多深陷抑郁痛苦的人而言，仅仅只是向信任的人谈论自己的感受就会在很大程度帮助到他们，而身边人的不理解和指责往往会造成二次伤害。

儿童和青少年的心理健康需要被重视，这不仅关乎个体和家庭，更是一项系统工程，需要孩子、父母、社会服务体系的共同协作。本书详细描述了英国的心理健康服务体系，在翻译此书时，我深切地感受到完善的转诊制度以及丰富的专业资源在构建全民普及的心理健康服务体系中的重要性，我也热切期待我们国家也能逐渐搭建起成熟的心理健康服务体系，让更多需要得到帮助的儿童青少年及其父母得到专业支持。

最后，感谢王倩博士予以我的信任，让我有机会翻译这本充满意义的科普读物；感谢中国轻工业出版社"万千心理"戴婕编辑的支持；感谢工作伙伴陆晓花、成颢、曲海涛在父母工作和儿童青少年心理方面提供的宝贵见解；感谢张昆、孙浩令、刘梦林、樊淑英老师在译文遣词造句上给予我的帮助；感谢爱我和我爱的人给予我的滋养和陪伴。

在翻译过程中，我竭力用通俗易懂的文字将本书内容尽可能准确地呈现给读者们，但译文肯定还有瑕疵和不足，若有疏漏或措辞欠妥之处，还望读者不吝赐教。

杨诗露

2021 年 5 月于南京

目 录

引 言

这本书的内容是关于5—18岁处于学生时期的儿童和青少年抑郁症的。本书主要是写给父母看的，但我们希望，它对教师、社会工作者、健康随访员和家庭医生也有帮助。

为什么父母需要了解孩子是否可能患有抑郁症呢？所有的孩子都会时不时地感到悲伤和痛苦。有时候，父母很难知道这种日常会出现的不快乐是否需要特别关注。我们的目标是在这一点上帮助父母们。

下面是一位母亲的描述。刚开始，她认为儿子的问题不用担心，但是后来她改变了想法。10岁本的母亲是一位教师，她描述了在一次短暂的病毒感染后，本发生的变化。

"不知道为什么，他变了。这种改变是逐渐发生的，刚开始很难准确识别。我们认为他还处于病毒感染康复期，于是就带他去看了医生。但是，我们慢慢意识到，他的状态越变越糟糕。他似乎失去了活力——他原来是一个活泼的、对很多事情有兴趣也有趣的 10 岁男孩，对阿森纳*充满了激情！后来，甚至足球对他来说也失去了吸引力。我们当时认为，他只是假装过着正常的生活：大多数事情他都同意去做，但是做起来没什么乐趣；他会因为小事哭泣；他待在家里的时间越来越长。我们意识到，他越来越少谈到他的朋友以及他们共同进行的活动。除非我们强迫他做些活动，否则他什么也不做。这和我们认识的那个精力充沛、活泼好动但有时让人筋疲力尽的孩子很不一样，这令人感到很沮丧。"

儿童和青少年自己需要了解抑郁症，这样他们才能在朋友或自己患抑郁症时，更好地理解发生了什么。虽然本书主要是为父母和照顾者所写，但是在本书末尾的资源部分，我们提供了一些儿童和青少年可以获取更多信息的资源。

教师需要了解抑郁症，因为抑郁症会影响孩子在学校的学习和行为表现。有时候，患抑郁症的儿童或青少年会在学校表现出明显的迹象，但在家里的表现却截然不同。有时候，就像下文中的艾玛一样，与抑郁症不直接相关的行为也可能是抑郁症的征兆。

---

* 阿森纳指阿森纳足球俱乐部，成立于 1886 年，是英格兰足球超级联赛球队之一。——译者注

艾玛是一个聪明的 8 岁女孩，她的老师认为她在教室里的表现"让人头疼"。在一个有着 32 个孩子、规规矩矩的班级中，她显得格格不入。在全班同学应该保持安静而她发出奇怪声音的时候，班里的有些孩子，尤其是男孩子会被此逗乐，但大多数的孩子，就像老师一样，会对她这种引人注意的做法感到恼火。在不捣乱的时候，艾玛会坐着望向窗外，明显沉浸在自己的世界中。在操场上，她会和一群小朋友混在一起玩，但有时候她会把他们推来推去，伤害他们，以至于老师不得不出面干预。

艾玛的母亲曾经否认她在家里的表现有任何问题，但当老师再次见到艾玛母亲时，她决定更坚定地深入讨论这个话题。最终，艾玛的母亲流下了眼泪，她解释说她的丈夫是如何变得多余、酗酒，丈夫自己也变得很抑郁。家里的经济状况非常拮据。艾玛是四个孩子中他最喜欢的一个，但是现在他几乎没有时间陪伴她，每当她想坐在他膝盖上时，他就会把她推开。母亲自己也很担心艾玛，她在家里一点也不淘气，只是郁郁寡欢、无精打采、不愿意和朋友们一起玩，有时候还会说希望自己死了算了。

在老师的建议和全科医生的帮助下，艾玛被转介到当地儿童和青少年心理健康服务中心。这一家人一起进行了 3 次治疗，艾玛的父亲也谈起了自己失败的感受。这个家庭的问题仍然很严重，但是艾玛现在似乎更能理解家里的情况，变得更安定、不那么痛苦了，她想和朋友们一起玩，在课堂上也变得不那么捣乱了。

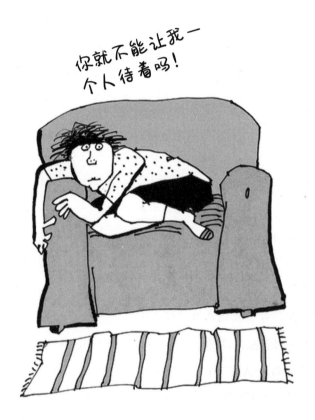

阿丽莎是一个 14 岁的女孩，她非常生动地描述了自己的

抑郁症。

"我觉得好像没有人会喜欢我。我开始想，一切的意义到底是什么？起初，我对一切都失去了兴趣。我总是觉得很累，也睡不好觉。我比家里其他人都醒得早，然后就躺在那里，感觉很糟糕，感到我被整个世界遗忘了，感觉好像所有的东西都是黑暗的，里面空无一物，这种黑暗一直延伸到地平线，充满了每一个角落。"

阿丽莎需要了解她的内心发生了什么，所以她向学校的咨询师寻求了帮助。让她感到安心的是，她知道还有其他人也在遭受着同样的痛苦，她可以在咨询师的帮助下理解她为什么会有这些可怕的体验，以及通过帮助，她可以再次成为一个健康的青少年。

社会工作者、儿科护士和家庭医生也会在日常工作中遇到患抑郁症的儿童和青少年。他们会接受一些识别抑郁症状以及如何助人的培训。本书是用非专业术语撰写的，有助于他们理解抑郁症的问题。

我们每个人都可能经历抑郁的情况，成功、富有或者美丽并不意味着我们不会抑郁。超模卡拉·迪瓦伊（Cara Delevingne）在 15 岁获得了巨大成功后，表达过她的感受。她说，自己受到了"巨大的抑郁、焦虑和自我憎恨"的打击。

她在接受《时尚》(*Vogue*)杂志采访时说:"当时我正在收拾行李,突然就想结束生命。我有办法做到,方法就摆在我面前。我需要决定的是我是否像爱死亡一样爱自己。"

许多著名作家,像诗人西尔维娅·普拉斯(Sylvia Plath)和小说家 J. K. 罗琳(J. K. Rowling),都曾生动地写过他们遭受抑郁症严重折磨的经历,但是没有证据表明,富有创造力的人比其他人更容易患抑郁症。他们也会感到抑郁,只是当受到抑郁影响时,他们特别擅长描述那种感觉。

上述例子清楚地表明,儿童和青少年确实会抑郁。当父母和老师听说孩子可能患抑郁症时,他们可能会对自己说:"他们太年轻了,这种事不会发生"。有时候,我们甚至听过这样的故事:孩子被带去看医生,却被告知"儿童不会患抑郁症"。但是,正如上述例子所示,他们并不会因为太年轻而不会患抑郁症。否认孩子会抑郁是无益的,甚至是危险的。这种态度常常意味着,即使抑郁症确实已经发生了,我们却闭上了眼,装作这一切没有发生。所有的心理健康问题都存在病耻感,这会阻碍人们的表达。这种病耻感是人们理解问题和寻求帮助的障碍。我们需要克服这一点,希望本书能有助于这一进程。

当人们听到孩子抑郁时的另一种反应可能是:"哦,太糟糕,太可怜了。一想到这种事,我就心烦意乱。这对父母来说多么可怕！他们一定很内疚。"这样的反应也不太有帮助。如果人们更多地了解抑郁症是如何产生的以及他们可以对此做些什么，那么他们会更深入地理解这个问题，抑郁症儿童的父母会从中获益。患抑郁症的儿童和青少年确实需要同情，但只有同情是不够的。此外，家庭问题虽然有时是导致抑郁症的原因，但还有很多其他因素，例如，学校、儿童或青少年的人格，甚至他们的基因组成，这些都可能导致抑郁症的发生。

孩子在儿童期和青春期早期也会患抑郁症，这是我们不得不面对的现实。这令人感到悲伤，但我们稍后会谈到，我们可以做些什么来预防孩子患抑郁症。不过，当抑郁症真的发生时，只要意识到存在的问题，只要不对问题的原因和解决方法匆忙下结论，我们通常可以做很多事情来提供帮助。

在本书中，我们试图提供关于儿童和青少年抑郁的有用信息。这是当今学龄期人群中最常见、最严重的问题之一。我们试图谈及父母、教师及儿童和青少年如何识别抑郁症。本书也收录了真实的儿童和青少年及其照顾者（为了保护隐私，姓名和可识别的信息有所修改）对他们亲身经历的描述。本书的后半部分讲述了儿童和青少年自己、他们的照顾者以及心理健康专业人员可以做些什么来帮助他们。

第一章

如何知道你的孩子是否抑郁？

什么是抑郁？

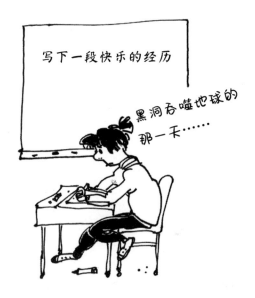

你选择拿起这本书，极有可能是因为你想知道自己的孩子，或某个你认识的人是否正遭受着抑郁症的折磨。是否有明确的迹象可以帮你将正常的行为和抑郁症的症状表现区分开？遗憾的是，这个问题也许没有明确的答案，我们也不应当装作有。

14岁康纳的父母对于他们如何察觉到这个区别进行了以下描述，他们感觉到康纳正在经历的不仅仅是青春期的情绪波动。

　　"他不开心。他平时是一个非常快乐、活泼、外向的男孩，想和朋友待在一起、和朋友一起玩，但现在他不想见他的朋友们了，即使是在周末。例如，当他可以这么做时，他并不想这么做。而且当我（和他说话时），他会低着头，要知道，我们以前经常聊天。但现在我们聊天时，他经常在流泪，这完全不像他。所以我们意识到这非常不同寻常。"

　　但是，像这样明确的情况并不常见。更常见的是，孩子会因为某种丧失或失望而有行为的改变，我们很难知道这种改变是否在正常的范围之内。

　　你可能会认为，孩子的抑郁表现只是对近期发生事件的适当反应：可能父亲刚离开家，或者青春期的少女与交往已久的男朋友断绝了关系，又或者深爱的祖父母过世了，或者是和学校的朋友之间发生了什么糟心事。在这些压力下，孩子们产生强烈的情绪反应是很正常的。他们可能会泪流满面、愤怒地否认出了问题、易激惹、无法入睡、难以集中精力完成学业，甚至可能会感到绝望，并声称因为发生的这些事情觉得人生没什么生活的希望。通常情况下，几天后，孩子情绪反应的强度会逐渐减弱，孩子也会恢复到更平静的状态。这些感受可能还没有消失，但是你的孩子已经能够更好地应对它们了。

　　但是，如果孩子的情绪困扰看起来没有任何好转，如果这些情况已经连续几周影响了孩子的日常生活，或者有任何迹象表明孩子可能存在自我伤害的风险，并且你很强烈地感觉到孩子在情绪上被"困住了"，那么你和你的孩子需要和专业人士聊一聊当前的状况，或许也可以先和全科医生交流一下。

　　一些专业人士担心这些正常的强烈情绪反应会被"医疗化"，或者其实是把不是疾病的情况当作疾病来处理了。对于这个顾虑，我们也认为是恰当的。例如，如果上面描述的任何一个压力事件发生后，仅仅过了几天就有人建议带孩子去看医生，要让医生开药，那也许是不合适的。因为如果把合乎情理的情绪困扰当作医学或者精神疾病来治疗，确实是存在危险的。缺乏谈话治疗意味着，有正常强烈情绪反应的儿童和青少年面临着接受抗抑郁药物治疗的风险。在第五章，我们将会看到，尽管某些严重的抑郁症很可能需要这类药物的治疗，但它们并非没有风险。此外，将正常的情绪反应变成只有专家才能解决的问题，会削弱父母和老师的力量，而他们本可以提供有益的支持和理解。

　　同样，如果成年人没有充分觉察到孩子抑郁了，或者坚持认为"孩子不可能真的抑郁"，这也存在风险。如果儿童和青少年的日常生活连续几周遭受严重损害，并且表现出很多我们所描述的抑郁迹象，那么通过医学或精神科的评估来帮助理解他们是否患有抑郁症，是十分必要的。这里的"临床"一词，通常指抑郁情况已经达到一定水平，需要接受过处理此类问题培训的心理健康专家的关注。在这种情况下，什么都不做是不够的。

那么，年轻人的抑郁症有哪些迹象呢？每隔十年或十五年，世界卫生组织会发布诊断指南，为医生、心理学家和护士提供国际公认的疾病诊断方法。最新的第 11 版国际疾病分类（the International Classification of Diseases，ICD）将于 2022 年 1 月生效，指南表明，诊断儿童和青少年抑郁症应该以与成年人相同的方式进行，年轻人所表现出的抑郁症症状和成年人身上所表现出的基本相似。尽管不是所有人都同意这一点，但我们认为，儿童、青少年和成年人表现出抑郁的方式大部分是相似的——不完全相同，但在很多方面是相同的。

根据世界卫生组织的国际疾病分类指南，我们将罗列并描述抑郁症最常见的症状表现。当然，单独来看这其中的每一种表现，都可能只是童年期正常起伏波折的一部分；即使是患有抑郁症的儿童也不太可能出现所有症状。但是当好几个症状同时出现时，就说明孩子可能需要进一步的帮助。

总而言之，这些情绪状态和行为出现得越多，儿童或青少年就越有可能患有抑郁症，就应该去寻求专业人士或心理健康专业人士的诊治。但是，这些症状的数量并不总能说明问题的严重性。例如，如果你的孩子看起来有严重的自杀风险，或者几天或几周拒绝上学，那么即使没有出现其他的抑郁症状，这也应该是立即寻求帮助的一个理由。一些专业人士会用检查清单来诊断儿童或青少年是否患有抑郁症，我们认为这是没有帮助的。你反而应该多了解一下孩子所遭受的压力的性质、他们有多沮丧、这个问题持续了多长时间、这在多大程度上影响了他们的日常生活以及他们"被困住"的程度。下面罗列出了抑郁症的相关症状，这也许是你想了解的内容。

- 悲伤、情绪低落
- 易激惹
- 对日常活动失去兴趣
- 睡眠紊乱
- 食欲变化
- 自杀意念或自杀行为
- 自残行为
- 消极思维
- 自责
- 在学校很痛苦

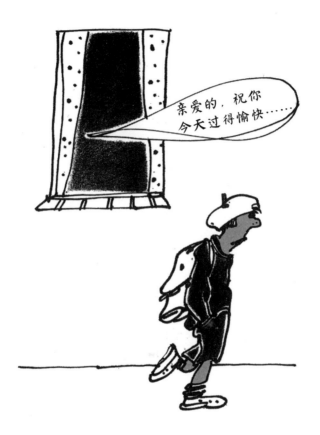

悲伤、情绪低落

"在过去的一年里，我每天都会哭，这也让我的身体很疲惫……我对每件事都很消极……失望，悲伤，愤怒——这些情绪我都不想要……我从来没有在我的生活中感到过幸福，从来没有。"

（弗雷迪，17岁）

　　临床诊断为抑郁症的儿童或青少年可能会连续几周感到悲伤和痛苦，尽管他们的情绪可能会在一天中发生变化，但是每天的变化不大。即使情境发生改变，他们的悲伤情绪也仍会持续存在，尽管他们可能并不总会将情绪表现出来，所以要识别出持续的情绪低落并不容易。年轻人可能正在经历情绪变化，但是并不愿意承认。正如我们所描述的，在临床上被诊断为抑郁症的儿童和青少年也许还存在其他问题，例如焦虑，或者有难对付的、违抗性的，甚至是攻击性的行为。对父母或老师来说，要从一个脾气暴躁、爱捣乱的孩子身上识别出持续的悲伤情绪，是很困难的。并不是所有爱捣乱的、难对付的孩子都会患上抑郁症，但他们中相当多的人确实是这样。

　　尤其是对年龄较小的儿童而言，经常伴随抑郁症出现的焦虑可能会表现为疼痛，特别是胃痛和头痛，这是很难诊断的。如果父母担心孩子存在躯体问题，那他们很可能会忽略与之伴随的抑郁问题。

易激惹

"我常常会变得非常愤怒……就是一些愚蠢的小事，比如有人一直戳我，我就真的很生气。我不知道，类似这样的小事很容易让我愤怒，而且如果他们之后继续反复这样做，我就会真的失去理智……比如我会对着他们大喊大叫，或者挥拳打人，或者说一些言不由衷的话……我曾经甚至用拳头捶过一辆车。"

（米凯拉，14 岁）

虽然易激惹通常不被认为是抑郁症的症状表现，但现在这被认为是儿童或青少年患抑郁症的核心迹象。事实上，与成年人相比，抑郁的青少年很少会抱怨有抑郁的感受。一些研究发现，愤怒和易激惹是临床上被诊断为抑郁症的青少年最常报告的情绪体验。

不听话、叛逆、遭受言语虐待和躯体虐待的儿童和青少年也可能会抑郁。而和他们谈论抑郁通常是很困难的，因为他们想要维持住自己伪装的坚强。

如果一个能与他人友好相处的儿童或青少年开始在没有明确原因的情况下出现发脾气或生气的情况，这可能表明他们内在的情绪很糟糕。这种情况对父母和老师而言是很不容易的，因为他们可能会认为自己需要对这种"坏"行为做出反应，而这反过来可能会让年轻人更加退缩。当孩子总惹麻烦时，经常问问你自己，是不是孩子也很不开心。有时候，向一个难相处的孩子表明，你已经意识到他有多难过，可能会成为你们第一次建立起真正沟通渠道的机会。

对日常活动失去兴趣

"我已经不怎么出门了，也不怎么锻炼了……我懒得做，懒得化妆，甚至懒得洗澡。"

（波比，17 岁）

大多数儿童和青少年有时会说他们"无聊"。这通常意味着他们找不到任何能引起他们兴趣的事情去做：他们的朋友可能出去了，或者没给他们打电话，或者因为天在下雨而不能出去踢足球。这种无聊通常不是抑郁症的征兆。然而，当儿童或青少年确实有机会做他们喜欢做的事，但他们并不想参与时，就可能是抑郁症的征兆了。这时父母也确实该担心了。朋友们打来电话，但是他们不想和朋友们有任何联系；在学校，尽管体育课是他们平时最喜欢的课，但他们现在也没有任何兴趣。如果儿童和青少年连续几周出现这样的行为变化，这就明确警示了他们可能患有抑郁症。

睡眠紊乱

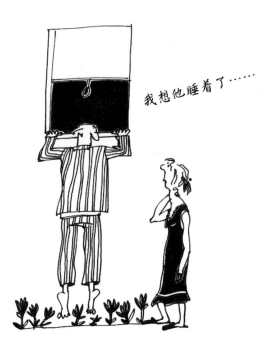

我想他睡着了……

"我只是躺在那儿，试图入睡，但我的大脑不让我入睡。"

（莫，11岁）

　　睡眠紊乱可以表现在很多方面：入睡困难、夜晚醒来后无法再入睡、早晨比平时醒得早都是常见的表现。突然睡得太多、起床很困难也可能是一种征兆。持续的、不愉快的、令人不安的梦或噩梦虽然并不常见，但也有可能发生。还可能出现梦游和说梦话的情况，但这是更不常见的表现。

　　孩子们需要的睡眠时间差别很大，并且随着他们逐渐成长，睡眠模式也会有很大变化。如何才能知道孩子的睡眠是否充足呢？白天疲劳、精神不好是睡眠不足的迹象。另一方面，当父母认为孩子应该睡觉而孩子不睡时，这并不一定表明孩子抑郁了或有任何问题。一些儿童和青少年单纯只是比大多数人的睡眠需求更少。尽管许多父母希望孩子早一点入睡，但孩子白天精力充沛也许已经说明了他们的睡眠是足够的。

食欲变化

　　一些患抑郁症的孩子会对食物非常挑剔、不感兴趣，另一些孩子则转向食物寻求安慰，进食量远远超过健康水平。无论是哪一种情况，如果食欲持续变化，这都是一个令人担忧的信号。

　　节食在青少年中很常见，而且我们都知道现在的年轻人在外表上有很大压力。当然，节食本身并不是抑郁的征兆。但如果孩子平时是享受食物的，现在突然不享受了，那这样的孩子更有可能是抑郁了。

　　在本章的后半部分，我们会探讨和抑郁症可能有关的厌食症和暴食症（病理性过度进食）。要弄清楚是抑郁症状导致了进食问题，还是进食问题导致了儿童或青少年的抑郁，一般都是很不容易的。例如，一个人对自己外表的不满意可能源于抑郁的情绪，这种情绪会导致过度节食或过度锻炼。或者，坚持离谱的低卡路里饮食屡试屡败，也可能会导致挫败和抑郁的感觉。

　　无论是哪种情况，如果儿童或青少年的食欲以及对食物的态度持续变化，并且影响了他们的生活，那他们的问题可能就达到了临床关注的水平，需要获得帮助。

自杀意念和自杀行为

　　"如果我自己一个人待着，我可能会想，如果我要杀掉自己，我该如何做。就像有一次，我说'啊，我可能会淹死自己'，然后我就把浴缸里的水放满，我当时是想这么做的，但是后来我想了想——我没有思考——我就是'啊'了一下，我决定，在尝试自杀之前先稍微看看生活的走向，所以我至今都没有再尝试过自杀。"

（利亚姆，14 岁）

对于几乎所有的父母来说，孩子可能想要死去是所有抑郁症征兆中最令人担忧的，确实也是如此。根据英国统计局的一项权威调查显示，在 11—16 岁的青少年中，大约 20 个人中就有 1 个人报告在人生的某个阶段有过自残或自杀尝试；大约 60 个人中就有 1 个人报告说他们接受调查前一个月就发生过一次。（这意味着一所有 1000 名在校生的中学中，14 个学生有自残或自杀尝试。）在 15—19 岁的青少年中，大约 7 例死亡中就有 1 例是死于自杀，其中，男孩自杀的可能性是女孩的两倍。幸运的是，十三四岁以下的孩子自杀的可能性小很多，但也确实会发生。

并非所有存在自杀想法的孩子都是抑郁。转瞬即逝的、认为人生没什么活头的想法，在没有抑郁症的年轻人中很常见。当孩子因为不被允许观看自己最喜欢的电视节目而跺脚，并说"好吧，那我要自杀了"时，这可能只是在模仿电视节目中的行为。如果仅仅半小时后，孩子就出去和朋友玩，那很可能就是这种情况。

　　然而，年轻人出现任何自杀意图的迹象都必须被认真对待。要识别出一个年轻人有持续的自杀想法往往不是件易事。大量的调查显示，父母通常不清楚他们的青春期孩子是否会有这些想法，而且青少年往往能向父母掩盖这些想法，甚至当他们确实伤害了自己时，也依然如此。当然，如果孩子出现了我们描述的其他抑郁症征兆，那考虑他们也许有自杀想法的可能性就很重要。儿童或青少年表达说他们感到绝望，或者认为人生不值得过下去，这些都应该被认真对待。事实上，持续地对未来感到绝望，或者认为未来是无望的、不愉快的，是患抑郁症的进一步征兆。

　　对于年龄较小的孩子来说，他们的游戏活动也许可以揭露他们的感受。和玩偶不断重复做与父母分离主题相关的游戏，危险或鲁莽的游戏，破坏性的游戏以及不断涉及危及生命主题的游戏——所有这些都可能表明，即使六七岁那么小的儿童也会有自杀的想法。当然，很多儿童会对 X- 战警——这种生活总是处于危险之中的虚拟人物感兴趣。在判定儿童的游戏是否确实是抑郁症的迹象时，你也需要考虑儿童身上是否存在其他的抑郁症迹象。

　　父母和老师很难接受青少年可能有自杀想法。对于父母来说，尤其是那些自己也有自杀想法以及自身处于压力状态的父母来说，他们可能难以承受孩子的自杀想法所带来的额外负担。老师们常常被工作要求、课程规划、分数评判、教学小组要取得好成绩的压力以及家庭中的其他问题缠身，而知道学生可能会自杀就意味着他们有责任要做些什么，相比之下，不知道就意味着不用额外做什么，这是更容易的事。但是，识别出抑郁症青少年的自杀想法也许能拯救生命。

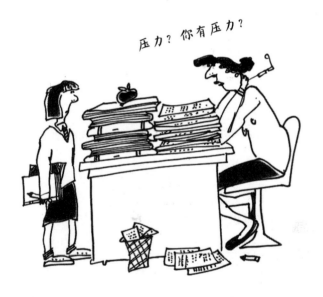

如果有自杀倾向的青少年向朋友吐露了自杀的想法，但是让他们发誓要保密，那这个朋友会发现自己处在一个困难的境地。有时候，青少年会觉得他们是唯一了解朋友，并尽力保守住秘密的人。但这不应该是他们要承受的沉重负担——

而且这可能是危险的。让能负责的成年人了解情况，不固守秘密，这就已经是他们能为抑郁症朋友做的最大努力了。

朋友有时意识不到

当 15 岁的阿莱莎服用过量药物时，她最好的朋友都惊呆了。"我不知道她出了什么问题。是的，我意识到她最近有点爱哭和不开心，但我只把它归结为'每月的那个时候'。当全班同学听说她曾经试图自杀时，他们都吓坏了。有些人的反应是叫她疯子，不想和她有任何关系。但我们中的一些人真的哭了，因为我们害怕我们最终会做同样的事，而且也许没人能成功阻止我们。"

教师需要意识到，有学生尝试自杀或自杀成功后，有时会出现模仿效应。这个事件可能会激起其他学生对于无法应对自身状态的焦虑和恐惧，有学生可能也会禁不住这么做。在教室里一起讨论这件事是很有帮助的，并且有许多可供教师使用的资源来帮助进行这样的讨论（参见本书末"资源"部分的内容）。让每个孩子都有充足的时间表达对所发生的事情的感受，对于失去一位同学的感受，以及他们认为自己本可以阻止这件事情的发生而产生的内疚。这么做会很有帮助。

对于那些可能更容易体验到类似感受和焦虑的孩子，教师需要格外敏锐。

自残行为

"我把头砰地撞到什么东西上……这仅仅是为了能暂时地继续学习或能继续做任何其他事情……当我感觉如果不释放某些东西，它就会慢慢累积，然后我可能会真的做出让家人或朋友烦恼的事时，我就会这么做——所以我感觉，这有点像迷你情感宣泄。"

（塞布丽娜，16 岁）

所有的自杀行为都包含自我伤害，但是，正如塞布丽娜的例子所示，并不是所有的自残行为都含有自杀的意图。尤其在过去的 40 年里，割伤皮肤已经成为一种更常见的自残行为。当被问及为什么要割伤自己时，儿童和青少年通常会说，这是为了释放无法忍受的张力，就像塞布丽娜一样。

尽管割伤是目前为止最常见的自残行为，但儿童和青少年还会用其他的方式伤害自己，包括击打和咬自己，故意抓挠，药物滥用，鲁莽地跌落或跳跃以致骨折。许多（但绝不是所有）以这些方式伤害自己的孩子都患有抑郁症，他们更明显的感受是愤怒（通常伴有其他反社会行为的迹象）、孤独和挫败。他们都有可能表现出低自尊。

有时，人们会错误地认为割伤自己是只有女孩会做的事，但是割伤自己在青春期的男孩中也越来越普遍。在这件事上，社交媒体起了重要作用。社交媒体上有太多将自残当作玩笑，甚至是一件值得赞赏的事的信息。此外，部分教师已经注意到，割伤行为可能会有"流行"的迹象。例如，班级中几个地位高的女孩可能开始割伤自己，然后其他人会跟着这样做，因为她们想成为群体中的一部分。这种"流行"的行为不一定和抑郁情绪有关，但是绝不应该被视为纯粹的"模仿"，因为这仍然可以被理解为孩子在真切地大声求助。此外，出现这种模仿行为的孩子也可能是低自尊的人。

消极思维

"当这一切开始时，我会担心所有的事情，我不再能以积极的态度看待事情，就好像，即使人们试图让我高兴，告诉我一切都会好起来，我也不相信他们。"

（肖娜，14 岁）

有人认为，抑郁的人存在"消极的自动化思维"。这些想法是"消极"的，因为它们和不愉快的感受有关，比如感到难过或觉得自己很糟糕。这些想法是"自动化的"，因为它们似乎突然就在人们的脑海中闪现了。例如，如果一个人犯了错（当然，我们都有犯错的时候），可能会蹦出这样的想法："我做的每件事都是错的"，或者"如果我不能百分之百正确地做这件事，那么做这件事就没有意义"。紧接着，可能就会产生无用感和无望感。父母、老师或朋友可以指出，我们都会犯错；没有人是完美的，以此来提供帮助。

自责

"我感到我的心都碎了……但不管怎么着，我是打碎它的人。"

（布莱恩，12 岁）

患抑郁症的儿童和青少年有时会把家庭、朋友甚至整个世界的烦恼都扛在自己的肩上。他们可能是完美主义者，为自己设定了很高的标准。他们可能会因为父母的争吵、分居或兄弟姐妹的疾病而责怪自己。安慰他们并不需对此负责也许并不能让他们信服。

对于较年幼的儿童来说，自责不是抑郁症的常见征兆之一，但它确实会发生。和他们谈谈生活中的压力事件，他们可能就会表露出这些想法。对于他们来说，游戏或绘画也许能表现出他们对自己的生活感觉有多糟糕，以及他们怎么就觉得应该为自己没有做过的事情而受到惩罚。

更常见的是，孩子可能丧失自尊。儿童或青少年可能会对自己有很糟糕的看法。低自尊和抑郁症尽管并不完全相同，但是密切相连。有时，孩子可能只会出现其中一项。

在学校很痛苦

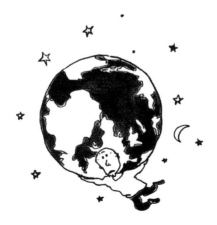

"曾经，我好像真的很喜欢学校……因为我成绩好，总是得A，但是后来，我好像根本不在乎了，我讨厌上学……我变得很容易被激怒，我开始说话或调皮捣蛋，这样我就能被送出学校，可以回家或者做别的事情。"

（蕾哈娜，15岁）

尽管这并不总被视为抑郁症的症状，但父母可能会因为担忧孩子在学校的状况而第一次注意到孩子有一些问题。许多抑郁的孩子在学校也许很痛苦，即使他们曾经是聪明的、受欢迎的学生。有些抑郁的孩子也许还能在学校继续学习，但对很多人来说，这可能是很费劲的，而且出勤率可能会受到影响。如果孩子精力不足，失去动力，或者晚上很难睡个好觉，那么他们也许会发现，自己很难按时到学校或完成家庭作业。注意力不集中常常伴随着其他的问题，这使得孩子在学校的整个过程都成了煎熬。

"上学时，我早上总是起不来，所以老是迟到，而且到得真的很晚——比如我会错过两节课后才进教室。在教室听课的时候，我没法集中注意力，作业和其他事情真的都落后了——我真的没怎么做事。"

（杰德，16岁）

其他征兆

在考虑一个儿童或青少年是否患抑郁症时，出现上述任何问题都应该被视为警示信号。但是，还有其他问题需要铭记在心。孩子的正常行为有什么变化吗？一个经常因为不见朋友而开心的孩子和一个平时好交际但逐渐不再想见朋友的孩子，是不一样的情况。孩子的日常生活受到了怎样的影响？如果一个孩子虽然出现了这些问题，但是功能良好，那相比于不能完成作业、减肥或者错过学校活动的孩子，后者更令人担忧。

要区分抑郁和合理的悲伤往往是不容易的。但从某种程度来说，这样的区分并不那么重要。如果儿童或青少年连续几周抑郁或悲伤，那无论怎么命名这种状态，我们都有理由为此担忧并要做点什么。无论人们如何称呼孩子的潜在问题，无论孩子体验到的失望或丧失有多严重，或者看起来多么微不足道，自杀想法和自残行为总是让我们担心的主要原因。

相关问题

抑郁的儿童和青少年通常还存在其他心理健康问题，这些问题可能非常突出，抑郁症因此而被掩盖。如果孩子有症状明显的相关问题，需要考虑抑郁症的可能性，并询问相关内容，否则可能会遗漏抑郁症的存在。

焦虑

最常见的相关问题是过度焦虑和担心。事实上，这些问题经常被联系在一起，以至于有些人认为它们属于同一种情况。焦虑状态通常是单独发生的，没有任何抑郁的迹象。但更常见的情况是两者同时出现。

焦虑有很多不同的形式。也许是过度担心几乎所有可被担心的事——父母离异、父母生病甚至即将离世、在学校的表现不够优秀、身材不好或者没什么吸引力、不被朋友喜欢——这些都是最常见的担忧。

有些抑郁的儿童有特定恐惧症。在年龄较小的学龄前儿童中，最常见的是害怕与父母分离以及怕黑。在小学，上学时害怕与父母分离（"学校恐惧症"），越来越被普遍认为是一个与抑郁症有关的症状。

随着孩子进入青春期，患有抑郁症的青少年可能会出现害怕外出、在团体中出现社交焦虑的情况。患有抑郁症的儿童也可能会出现惊恐发作，他们害怕自己会晕倒，感觉自己可能会死，还会出现心悸等生理症状。这对孩子和父母来说都是非常可怕的。

抑郁的孩子也许会通过身体的疼痛来表现焦虑，尤其是头疼和胃疼。他们因此去看家庭医生，却无法为这些症状找到任何生理原因。当然，患有抑郁症的孩子也可能会得阑尾炎和各种结肠炎，因此，给他们进行身体检查，确保这些症状背后没有生理问题是很重要的。

执拗的、攻击性的行为

不听话、叛逆、遭受言语虐待和躯体虐待的儿童和青少年也可能会抑郁。和他们谈论抑郁通常是很困难的，因为他们想要维持住自己伪装的坚强。但有时这是可能的。当孩子总惹麻烦时，经常问问自己，是不是孩子也很不开心。这值得尝试。有时候，向一个难相处的孩子表明你已经意识到他（她）有多难过，可能会成为你们第一次建立起真正沟通渠道的机会。

慢性疲劳

持续疲倦和缺乏精力是抑郁症的重要信号。当这些成为最突出的问题，儿童或青少年可能被诊断为慢性疲劳综合征（chronic fatigue syndrome，CFS）或肌痛性脑脊髓炎（myalgic encephalomyelitis，ME），或病毒感染后疲劳综合征。慢性疲劳综合征有时是由病毒或类似流感的疾病引发的。例如，孩子在运动后表现出极度的疲劳。这个问题的存在时间可能会延长，持续几周甚至几个月。这种疾病和抑郁症有很多共同之处——特别是它同时具有生理和心理的成分。但是，疲劳本身是抑郁症的一个症状，并不总是慢性疲劳综合征的指征。

患有慢性疲劳综合征孩子的父母可能会认为，心理健康团队没有充分重视孩子问题中生理的部分，因为他们使用的完全是心理的方法。事实上，大多数心理健康专家都接受慢性疲劳综合征跟生理因素有关这一点。他们还认为，最好的改善方法是循序渐进地增加锻炼。

强迫症状

强迫症状可能表现为过度检查，以确保晚上一定要把所有门都锁好。儿童或青少年也许无法摆脱脑海中侵入性的想法。出现这样的症状可能是因为孩子抑郁了，也可能是因为强迫症状的压抑本质导致了抑郁的发生。

进食问题

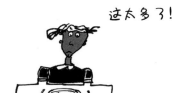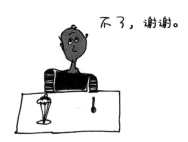

　　另一类常见的相关问题是进食障碍，尤其是神经性厌食症和神经性贪食症（强迫性的过度进食）。我们已经知道了食欲的变化是怎样成为抑郁症的征兆的。

　　一些患有抑郁症的女孩，以及越来越多的男孩，对自己的外表很自卑，这是他们低自尊的表现之一。他们可能会因此而节食，以变成更流行的身材样貌。节食可能会变成强迫性的，因此除了抑郁症外，他们还会发展成进食障碍。

　　此外，一些因其他原因患上神经性厌食症的年轻人可能会变得抑郁，因为他们觉得自己的节食行为陷入了一个失败的循环，节食时经常伴随着周期性的暴饮暴食。

　　自残行为在进食障碍的儿童和青少年中较为常见。出现自残行为通常是因为他们对外表、社交情境和烦乱的人际关系感到抑郁无望。

酒精和药物问题

最后，也是经常被忽略的一个事实是，虽然父母非常关注青春期孩子的饮酒或药物使用情况，但他们没有注意到过度的饮酒和药物使用可能是由抑郁情绪引起的。英国11岁男孩每周的平均饮酒量是6个单位，15岁男孩是7个单位，相当于2升啤酒，这让一些人感到吃惊。不少人喝得比这多很多，而且随着年龄的增长，饮酒量会急剧上升。

许多年轻人只在聚会上适量饮酒，这样的饮酒和抑郁症没有任何关系，但少数人不是这种情况。有些人饮酒也许是因为他们感到痛苦或焦虑。情绪低落也是饮酒后的一种生理反应。

儿童和青少年最常使用的非法药物是大麻。偶尔在周末使用这些药物可能跟抑郁症没什么关系，但一些儿童和青少年是重度药物使用者。他们在药物使用后，通常是吸食后，很可能感到情绪低落，丧失动力。当他们因为其他原因感到抑郁时，也可能会大量使用这些药物来试图让自己振作起来。

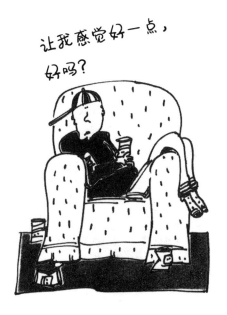

过量饮酒、定期或频繁使用药物的青少年可能会因为经济问题而抑郁，因为他们无法负担酒精和药物费用。大量吸烟的青少年也会产生同样的问题。过量饮酒、大量吸烟或使用药物的儿童和青少年可能会犯轻微的罪行，有时也会是比较严重的罪行，比如从商店和家里偷东西。最极端的情况是，那些被毒贩诱骗的儿童和青少年会携带毒品，尤其是海洛因，从大城市沿着所谓的县级路线运到省级中心。无论是哪种情况，患有抑郁症，以及存在饮酒或药物使用问题的青少年都深陷麻烦之中，需要帮助。

精神病性抑郁

如果这是一本关于成年人抑郁症的书，我们就需要在这个主题上花些时间。虽然一些患有非精神病性抑郁的儿童和青少年也会出现幻觉，尤其是幻听，但幸运的是，在 16 岁以下的儿童和青少年中，具备所有精神病性特征的抑郁（full-blown depressive illnesses）非常罕见，但它们也确实偶有发生，因此我们有必要简单地谈谈这个主题。几乎所有的青少年都存在不同程度的情绪波动，但有些人会变得非常抑郁，又会在其他时候异常开朗、健谈和精力充沛。在这些青少年中，有一小部分人会发生非常令人担忧的变化。

精神病性抑郁的主要特征是妄想（无法被改变的错误想法，即使这些想法明显是不对的）和幻觉（听到不存在的声音或看到不存在的事物）。这些精神病性症状经常伴随动作和言语的急剧减缓。儿童也可能拒绝或无法吃东西。有时，这些精神病性症状还会交替伴有异常积极的情绪，即过度兴奋和过度健谈。这被称为双相情感障碍。然而，这种"轻躁狂"也许没有出现，但严重的抑郁反复发作。这种情况被称为单相情感障碍。

治疗包括心理咨询和支持、药物治疗，偶尔会使用电休克疗法。需要强调的是，这类问题在 16 岁以下的人群中是非常罕见的。令人惊讶的是，幻听本身在青少年中是普遍现象，而并不一定是精神疾病的征兆。然而，如果孩子出现了上述描述的全部症状，那往往意味着需要专业的治疗。

总结

一些告诫：虽然儿童或青少年抑郁症有时可能会被当作一种障碍甚至是一种疾病，但这绝不是看待它的唯一方式。年轻人的抑郁可能预示着其家庭、学校或邻里出现了重大问题。以社会、教育和家庭的视角看待抑郁症，有时比将它看作是一种精神障碍或医学问题更合适。

除此之外，我们描述了各种类型的行为和情绪状态，这些可能是抑郁症的表现，也可能是对压力的强烈情绪反应的结果。所有表现出这些问题的儿童和青少年都需要得到共情和理解。在决定孩子是否需要专业帮助时，你要考虑到这些方面的问题，即可能导致问题的诱因、情绪反应的强度、问题的持续时间、孩子的日常生活是否受到影响，以及他是否看起来被"卡"在了困境之中。

第二章

理解儿童和青少年抑郁症

本章总结了一些我们对抑郁症的了解：抑郁症在年轻人中有多常见，它来自哪里，哪些因素可能增加或减少年轻人患上抑郁症的可能性。我们也会阐述我们所了解到的，经历过抑郁症的人最可能出现的结果。

抑郁症在年轻人中有多常见

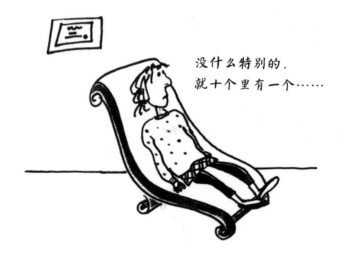

英国国家统计局每隔几年会进行一次调查，这意味着我们掌握了英国儿童和青少年抑郁症发病率的优质信息。调查

会在每个时间点使用相同的方法收集信息，这意味着我们可以比较多年的数据。最近一次大型调查是在 2017 年。

与患抑郁症的儿童的数量相比，显然有更多儿童和青少年经历过强烈的情绪困扰，通常持续时间较短，几天或几周而非几个月。他们的一些表现可被视为处于抑郁症的边缘。焦虑问题更常见，有焦虑问题的儿童和青少年的数量是抑郁的三倍。

儿童和青少年中的抑郁症及年龄

总体来看看情绪障碍的情况，英国的数据表明，约有 1/25 的 5—10 岁儿童、1/10 的 11—16 岁的青少年、1/7 的 17—19 岁的青少年经历过临床水平的焦虑或抑郁。尤其对于抑郁症而言，16 岁后患病率会上升，因此，在 17—19 岁的青少年群体中，大约每 20 个就有 1 个被诊断为抑郁症，而且至少有两倍的青少年表现出明显的痛苦。在某些易感的群体中，例如年轻的照顾者或被照顾的儿童，以及生活在偏远农村地区或生活在贫困率高、社区支持差以及犯罪率高的动乱内城区（inner city）的人，他们患抑郁症的比率是我们上文所引用数据的两倍。

　　这些数据意味着，在相对稳定地区的一所中学中，在任何一年，每 1000 名学生中大约有 50 名学生抑郁。在一所拥有 400 个学生的内城区小学中，大约有 8 名学生将被临床诊断为抑郁症，而表现出明显痛苦的人是这个数据的两倍。

　　影响抑郁症发生率的各种因素，我们将在下文单独列出讨论。

男女差异

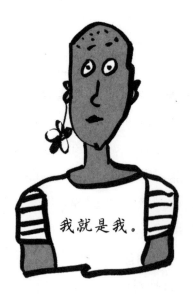

　　在较年幼的儿童中，男孩和女孩患抑郁症的比例大致相同。青春期后，女孩患抑郁症的比率更高，到了十五六岁，女孩患抑郁症的比率是男孩的两倍。我们并不完全确定这是为什么。有些人认为，我们只是不善于识别出青春期男孩的抑郁。也许这是因为男孩们不太善于表达他们的情绪。但是，这种差异也可能是由生理原因造成的，也许是激素或遗传因素。与男孩相比，女孩更可能用抑郁的反应来应对压力，因为她们倾向于在人际关系和生活中的其他方面投入更多的情感。有一些迹象表明，女孩对糟糕的经历往往会有更多的反刍（在脑海中一遍又一遍地回想），并有更多的自责和自我批评。这可能是青春期女孩比男孩抑郁水平更高的原因。

性取向和性别认同

　　14—19 岁之间的男女同性恋、双性恋或跨性别者（lesbian，gay，bisexual or trans，LGBT）比异性恋者更容易出现精神障碍，包括抑郁症。例如，最近的一项研究表明，跨性别和性别不明（gender non-conforming）的青少年遭受心理痛苦（最常见的是抑郁和焦虑）的可能性，是那些性别认同与其出生时生理性别相一致（顺性别，cisgender）的青少年的 3~13 倍。LGBT 青少年患精神障碍的比例更高，可能是由于他们担心别人如何看待自己，以及他们会遭受更大程度的歧视、伤害和霸凌。

贫穷

患情绪障碍的比率与低收入之间存在关联，领取救济金的家庭中遭受情绪障碍困扰的孩子约是一般人群的两倍。贫穷和糟糕的社会条件本身并不是抑郁症的原因。然而，贫穷的家庭环境会产生压力，生活在这样的家庭中的孩子更可能抑郁。可以理解的是，在这样的环境中养育孩子的父母不知道如何不继续负债地度过一周，他们也就很难帮助孩子去应对生活中不可避免的压力和失望。

健康和特别的教育需求

一般健康状况不佳或有特殊教育需求的儿童更容易出现情绪问题，包括抑郁。特别是患有癫痫和其他脑部疾病的儿童和青少年会面临这样的风险。同样，有特殊教育需求的儿童患情绪障碍的可能性，是那些有正常受教育能力儿童的两倍以上。

父母的心理健康和家庭功能

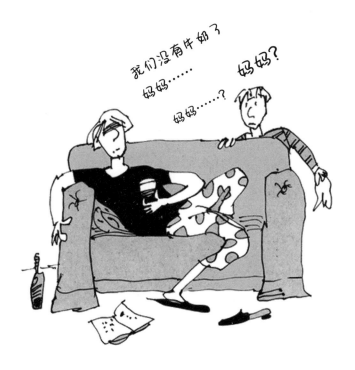

父母心理状况糟糕或家庭功能糟糕家庭中的孩子，与那

些父母很少或没有表现出常见精神障碍的孩子相比，更有可能患有情绪障碍。当然，这并不意味着是父母的健康问题或家庭功能问题"导致"了孩子的困难境地。也有可能的原因是，孩子出现了情绪障碍的情况，这造成了家庭功能问题或父母心理健康状况的恶化。一些父母有心理健康问题的孩子，会发现自己扮演着父母的照顾者的角色，他们常常承担着不应该由他们承担的责任。这样的孩子本身也存在抑郁的风险。

文化和种族差异

研究发现，黑人、亚裔以及少数族裔（black，Asian and minority ethnic，BAME）儿童患情绪障碍的比例略低于英国白人儿童和青少年。也有人认为，实际上这两者的比例相当，但是黑人、亚裔和少数族裔家庭的父母，即使孩子在场，也更倾向于不报告孩子的情感问题。这再一次表明，我们需要更多研究来更好地理解这些差异。

基因和染色体

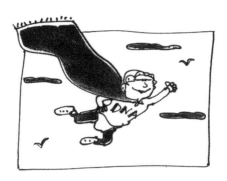

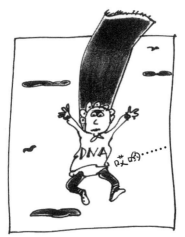

　　自身患抑郁症的父母，他们的孩子更有可能患抑郁症。
但这并不意味着所有父母患抑郁症的孩子都会患抑郁症。事实上，大多数人不会，但他们患抑郁症的可能性确实更大。一部分是因为，患抑郁症的父母更可能会给孩子营造一个有压力的环境。如果一个母亲沉浸在对未来的抑郁想法之中，而且感觉很糟糕，那么要她给孩子提供必要的温暖、关爱和控制会变得更加困难。

父母也会将自己一半的基因遗传给孩子。基因是长链的蛋白质［脱氧核糖核酸（deoxyribonucleic acid，DNA）］，从卵子受精、生命被孕育时就存在于每个人的细胞中。至少在某种程度上，它们决定了我们是否会比大多数人更高或更矮，是否会患上百种甚至更多罕见疾病中的一种，例如囊性纤维症（cystic fibrosis），或没那么罕见的疾病，例如老年期的阿尔兹海默症。基因也会对是否更有可能抑郁存在不同程度、或小或大的影响。

当一个人出生时，特定的遗传特征也许并没有显现。毕竟，人之所以在 10—15 岁左右进入青春期，是因为基因的编码而不是因为我们之前的经历。尽管抑郁症是出生后出现的，但它很有可能在一定程度上是由基因决定的。目前，从双生子研究和对家庭的研究中，我们得到的大量信息表明，一些患有抑郁症的儿童正是这种情况。但是，基因只有在很少数案例中才是抑郁症的最重要原因。

在基因起到重要作用的案例中，基因是如何发挥作用的呢？基因会影响人格，但也可能会改变大脑对压力的反应方式。人们做了大量研究来了解在抑郁时，大脑的化学物质（神经递质）和神经元之间的信息传递是否会受到影响。人们也做了激素方面的相关研究，特别是类固醇激素，它们被认为会受到压力的影响。到目前为止，这些研究尚未得到确切的结果，生化因素和腺体分泌物在导致儿童抑郁症中的作用仍然是不确定的，但很有可能的情况是，它们对于一些儿童来说起了重要作用。

气质和人格

基因增加儿童患抑郁症概率的方式之一，是对儿童的人格形成造成影响。儿童生而就有特定的气质，这会影响父母对待他们的方式。例如，一个安静的、身体功能正常、睡眠和进食都很容易被预测的婴儿，与一个吵闹的、难以满足的、睡眠和进食不规律的婴儿相比，照料方式会很不同。

如果父母感到难以胜任、焦虑、抑郁，或者对自己不自信，那么他们也许无法找到适合自己的照料孩子的方式。另一方面，他们也许是经验丰富的父母，有足够的支持，并且能够应对更困难的宝宝所带来的挑战，帮助孩子在生命早期有更安全的体验。这些早期的人际关系模式可能会对日后的生活产生长期影响。感到被理解、和环境和谐相融的孩子会有更强的内在安全感，并且相信，从长远来看，事情总会得到解决。如果感到世界与自己的需求不符，人可能会变得更悲观。

在以后的日子里，当孩子们开始上学后，有些孩子仍然容易感到沮丧、容易哭泣，并会因为微小的失望而气馁。这样的孩子可能特别容易抑郁，更不幸的是，这也许会造成引发抑郁症的情境。例如，具有这种人格类型的孩子可能在学校更容易被霸凌，更有可能遭受能够达到引发抑郁症水平的压力。

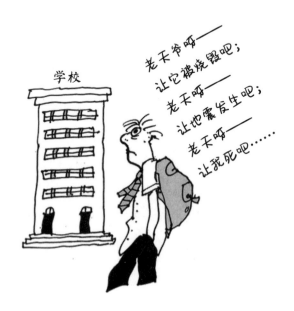

这是现在被称为"基因—环境相互作用"的一个例子，在这个例子中，孩子的人格特征会给孩子带来问题，从而又给缺乏应对能力的孩子带来了进一步的压力。

儿童期抑郁症是否有所增加？

在报纸上读到关于"儿童心理健康危机"的消息是很常见的事，而且毫无疑问，与十年或二十年前相比，当今的儿童和青少年心理健康问题更受人关注，这部分归功于一些消除心理健康污名化的重要活动和宣讲。有证据表明，旨在减少与抑郁症相关的污名化的干预措施特别有效。

因此，是现在的孩子比过去的孩子更容易抑郁吗？研究结果表明，在英国，5—15 岁之间的青少年患心理障碍的比例从 1997 年的 9.7% 上升至 2017 年的 11.2%，这表明患有心理健康问题的人群比例确实在上涨。然而，尽管在 21 世纪初到 2017 年间，青少年（尤其是女孩）情感障碍的发病率明显上升，但抑郁症方面的变化并不明显。青少年对抑郁症的意识日益提高，可能是抑郁症患病率上升的原因之一。

儿童的抑郁症是否预示着长期的问题？

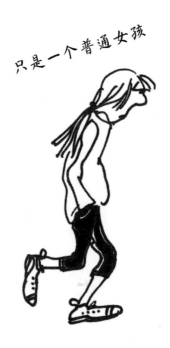

只是一个普通女孩

好消息是，许多痛苦的、轻度抑郁的孩子有望在数周或数月后情况改善，尤其当他们的问题被识别出来、不快乐的根源得到解决，并且得到了适当的帮助时。

另一方面，追踪研究表明，在儿童和青少年（尤其是那些日常生活受到严重干扰，并持续有自杀想法的人）中，在没有更多专业帮助的情况下，更严重的抑郁症不太可能自行消失。尽管抑郁症的康复率很高，但复发率却要高得多——换句话说，抑郁症会在一段时间后再次出现。大概有一半重度抑郁症的青少年，在进入成年生活后，有很高的可能性会复发，有时也会发展为进一步的抑郁障碍。我们也了解到，在有过抑郁经历的成年人中，超过一半的人表示他们第一次体验到抑郁是在 14 岁。

让人悲伤的是，儿童或青少年时期的重度抑郁症通常都不是暂时的。对于许多抑郁的青少年而言，一旦他们的抑郁被发现和识别出来，可能需要数月、数年的帮助。且不说他们的父母和兄弟姐妹也需要支持，对父母而言，很重要的一件事情是与抑郁孩子的兄弟姐妹进行沟通，了解他们正在如何应对这个情况。如果有必要，在寻求专业帮助时也要将他们包括在内。家里有一个重度抑郁的孩子可能会成为家庭生活的主要负担。

但我们也有足够的理由保持乐观。在接下来的章节中，我们希望清楚地说明，要帮助抑郁的儿童或青少年以及其他家庭成员，我们有很多可以做的事情。幸运的是，大多数痛苦或抑郁的孩子，在随着时间发展、获得支持、有时得到更多专业帮助的情况下，症状会逐渐改善。即使是最严重的抑郁症青少年或许也可以康复，或许能够在帮助下学会克服问题的技巧，或许能够过上幸福且成功的生活。

第三章

帮助孩子培养预防抑郁症的心理韧性：

父母可以做什么

概述

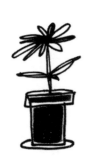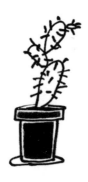

抑郁症的发展是因为一粒特别的种子（可能是心理的，比如丧失；也可能是生理的，比如病毒感染），被种在了有利于这颗种子生长的土壤中，就像植物一样。孩子的基因或遗传特征、人格和早期经历都可被视为播种的土壤。对于植物生长而言，种子和土壤都是必需的（两者皆有才可收获植物），因此，在看待抑郁症时，我们既要了解种子，即压力或诱发事件，也要了解诱发事件发生时孩子的特质。如果要说导致抑郁症的原因，只说种子或土壤的作用都是没有意义的：两者都是必要的。

如果抑郁症类似植物，那么父母就是园丁。在帮助孩子培养面对挑战时的心理韧性方面，父母发挥着关键作用。在这一章中，我们将讨论，父母可以做些什么来降低孩子患抑郁症的风险。

父母可以做什么来降低孩子抑郁的风险

给予爱、情感和稳定的家

所有孩子都会因爱和情感而茁壮成长。如果他们感到自己是被爱的，他们就更可能体验到高水平的自尊，对自我感觉良好能抵御抑郁。

孩子会用不同的方式表达他们对情感的需求。有些孩子，尤其是学龄前的孩子，也许会特别寻求身体接触、拥抱和亲吻。其他的孩子在长大后，会在你对他们正在做的事表现出兴趣，在他们和朋友之间出现矛盾或在学校里遇到困难而你共情他们并试图帮助他们时，知道你是爱他们的。

对一些父母而言，爱孩子是自然而然的事；但对于另一些父母而言，却并非如此。爱一个孩子，就如同其他形式的爱一样，也需要努力投入，这有时候真的很难。当孩子很淘气或想要寻求你的关注，而你当时却真的很想关注别的事或别的人时，这会尤其困难。

如果你自己也抑郁，那要对孩子表现出有爱的行为就困难得多。因此，想办法处理你自己的抑郁或焦虑感受并不是自私行为；这会帮助你重新感受到对孩子的爱。

一些父母认为，如果不能给孩子买最新的昂贵玩具或衣服，他们就无法表达对孩子的爱。这是一个误导。当然，你希望能给孩子你可以很容易负担得起的东西。但是，许多父母经济拮据，他们需要向孩子解释为什么孩子们不能和朋友们拥有一样的东西。

兄弟和姐妹

大多数人会告诉你，你必须对所有孩子一视同仁。好吧，你做不到，因为孩子们不会让你做到。每个孩子都是独特的个体。他们对爱和情感的需求不同，这会引发父母不同的对待方式。这意味着你必须要经常处理这样的抱怨："这不公平。为什么他得到的比我多？"你可能需要解释你在用不同的方式表达对孩子的爱。尽管没有证据表明，是更年长、更年幼还是排行中间的孩子更容易患抑郁症，但在一些家庭中，孩子的出生顺序看起来确实是很重要的。当另一个孩子出生时，年长的孩子会感觉自己对父母而言没那么特别了。一些排行中间的孩子会感到被冷落，而最小的孩子会感到被哥哥姐姐碾压。

培养健康的生活方式

当说到"生活方式"时，通常这是成年人才会考虑的问题。但是孩子也有他们的生活方式，而且在确保孩子拥有健康的生活方式方面，父母发挥着非常重要的作用。在改善家庭整体的生活方式这件事上，越早开始越好，但无论什么时候开始，永远都不算太晚。

1. 饮食

超重的孩子有时在学校会被嘲笑或被欺负，因此，避免超重会降低孩子抑郁的风险。当孩子到了可以和你及其他家人一起坐下吃饭的年龄时，请确保孩子能够规律地吃饭；如果你们没有坐在一起吃饭的习惯，看看你们是否可以建立这样的习惯。早饭是特别重要的一顿饭，所以尽量让孩子早起，以便能吃早餐。尽量别让孩子在两餐之间吃零食，如果孩子手边没有容易拿到的零食，尤其是饼干和甜食，这会更容易做到。

众所周知，某些食物会比其他食物更健康，因此良好的饮食通常会包括各式各样的食物。过度食用富含碳水化合物，尤其是富含糖类的食物，会让孩子的体重大幅增加。

记住，每个孩子都是独特的个体，他们新陈代谢或将所吃的食物转化为能量的方式存在个体差异。有些孩子能吃下大量食物而不发胖；而有些孩子似乎只是多吃了一个冰激凌，体重就增加了一两公斤。虽然孩子消耗的卡路里肯定是影响体重的主要因素，但他（她）生来就有的新陈代谢方式对体重的影响也很重要。

有时，会有人大肆宣扬某些食物或添加剂会让孩子过度活跃。大多数情况下，这是没有根据的。但是，如果你注意到孩子似乎对调味饮料、甜饮料或其他食物上瘾，那么就要戒掉这些食物。然而，无论你要做什么，都不要在没有咨询营养师或儿科医生的情况下，限制孩子的饮食到影响他（她）社交生活的程度。

一旦孩子到了青春期早期，尤其当孩子是女孩时，你可能会开始担心孩子有进食障碍问题，或许是厌食症，或许孩子成了一个暴饮暴食的人。她可能知道其他女孩也有这样的问题，甚至可能有一个患进食障碍的朋友。进食障碍常伴有抑郁。为了帮助你的女儿（男孩也会受到影响，但不太常见）避免出现进食问题，父母应该首先反思自己对体重和外貌的态度。说起来容易做起来难，尤其是当你有发胖的趋势时，这就更难。但是，你还是要尽量避免过度在意自己的体重和外貌。

可悲的是，在当今这个时代，几乎所有青少年都会担心自己的外貌。通过下述方式，你可以帮到孩子：确保你给成长中的孩子提供了足够充分的均衡饮食；让你的儿子或女儿相信，即使他们并不像网上的模特那样，他们依然看起来很棒；鼓励他们进行合理但不过量的锻炼（参见"活动"板块）；不鼓励孩子浏览鼓吹身材苗条的网站或社交媒体；鼓励孩子和那些看起来对自己的外貌持健康态度的同龄人交朋友。过着健康生活的孩子极有可能看起来也健康。

最后，别忘记，在饮食方面，尤其是在孩子小时候，你是决定孩子吃什么食物以及吃多少最重要的榜样。如果你很挑食，或者爱吃零食，或者暴饮暴食，又或者你自己对体重非常在意，那么你可以预期到，孩子也会发展出类似的态度。如果你不想让孩子以类似的方式成长，那么你首先需要改变自己的行为。正如你所了解的，要改变吃多少以及什么时候吃是很难的，但是了解到这会如何影响孩子，也许会给你额外的动力去尝试改变。

2. 睡眠

睡眠不足会让孩子有抑郁的风险。让孩子在夜晚有充足的、高质量的睡眠，对于确保他（她）在白天不会感到疲倦来说是非常重要的。一般来说，5—12 岁的孩子睡 9~11 小时比较合适，青少年大约是 8~9 小时。要知道孩子的睡眠是否充足，最好的办法是看他（她）白天是否犯困。

但是，睡眠不足并不是白天感到疲倦的唯一原因。缺乏刺激性的活动也会导致白天犯困。无论出于什么原因，如果孩子白天犯困，他（她）就更可能感到抑郁，所以要小心留意这方面。

孩子们的睡眠需求各有不同，如果你的孩子睡得比建议的时间少，但白天却和百灵鸟一样精神，那就没必要担心。当然，睡眠需求异常旺盛的孩子早上通常很难起床，所以前一晚需要早点睡觉。如果孩子无法入睡，可以让他们阅读，直到有睡意为止，这一点是没有坏处的。

英国国民医疗服务体系（National Health Service，NHS）网站提供了许多培养孩子健康睡眠习惯的有用建议。他们提出，调暗灯光能促进孩子的身体分泌睡眠激素褪黑素；对那些难以入睡的孩子，NHS 建议，你可以教孩子做一些呼吸练习，帮助他们在睡前放松。建立规律的作息，不在睡前 1 小时有过多的兴奋或刺激，也能够帮助孩子入睡。如今，想要延长看（电子）屏幕的时间，是孩子们睡眠不足最常见的原因。我们将在"社交媒体"部分讨论对这个问题的应对方法。

3. 活动

体育活动有助于预防抑郁。你的孩子可能是足球迷，他们不需要鼓励就能出去活动，而且因为体育锻炼太累，倒头就睡。如果是上述这种情况，你的孩子与大多数人相比更不容易抑郁，因为体育锻炼是预防抑郁的保护性因素。但也有很多孩子是需要被鼓励参与户外活动的。参与户外活动能交到朋友，还能与朋友进行交谈，这也意味着孩子会变得更加活跃。

心理层面的刺激也很重要。因此，鼓励孩子阅读，并尽量确保家中有足够的游戏、创造性的材料和拼图，这样孩子就不会感到无聊，还可以发展出自我表达的能力。希望你能有时间和孩子一起进行这些活动。你的生活可能很忙碌，但是让孩子在心理层面和身体层面都保持活跃，应该是你优先要做的事。

电子产品能提供很多刺激性的材料。在合理的时间内玩电脑游戏，确实能提供明显的刺激；许多游戏中也确实有很棒的教育内容，但有些游戏只是好玩，让人感到很愉悦而已。只要不持续玩太长时间，这没什么坏处。

应对不良行为

对于父母和孩子而言，因不良行为不断争吵都是最令人沮丧的事。对于一些孩子来说，反抗是获得父母关注的主要方式。这可能表明他们没有获得父母足够的关注，当然，对于有些孩子来说确实是这样。但是，有些孩子似乎对得到父母的关注过度渴望，而在一般情况下，没有父母能满足这种欲望。有些不听话的孩子非常固执己见，坚持按照自己的方式行事，他们的固执程度，对再有耐心的父母都是一种考验。顺便提一句，这些非常固执己见的孩子往往长大后非常有成就，因为他们是如此执着，不会轻易放弃，父母在知道这一点后，心里可能会觉得安慰一些。

研究者做了大量研究想要弄明白当孩子不听话时用什么办法应对最有效。一个突出的发现是，惩罚在很大程度上不起作用，尤其是躯体惩罚，例如揍一顿。尽管这种方式可能暂时有效，但在英国的部分地区，这种方式是违法的，而且从中期、长期、甚至短期来看，这种应对方式都是无效的。

应对不良行为的首要原则是避免让孩子出现反抗行为的情况。最好的方法也许是在孩子表现好时进行奖励。人们容易将良好的行为表现视为理所当然。如果孩子这一天过得很美好，甚至只有 1 小时过得很好，那都值得用一句赞美的话和一个拥抱来表达对孩子的欣赏。然后，如果你们看起来即将发生冲突，试着尽早弄清楚这是否值得"斗争"。你应该在确实有必要让孩子接受惩罚时，选择和孩子进行"斗争"。

当孩子无论如何就是不听话时，首先要做的是设法弄清楚这是怎么回事。研究的重要发现是，惩罚在很大程度上不起作用。如果孩子早上不起床，晚上不睡觉，不吃中饭或晚饭，或者不刷牙，那他（她）可能是想要通过这种方式来表明自己的独立或想要吸引别人的注意，又或者是想要告诉你一些事情。（一位很有智慧的同事曾经说过，不合理的行为背后通常总有充分的理由。）倾听孩子，再稍作尝试，也许你会得到答案。如果你能顺利将孩子的注意转移到另一项活动上，那就表明寻求关注是问题的根源。

最有可能奏效的第一种方法，是不理会不良行为。当然，如果这么做会将孩子置于危险之中，那你就不能这么做，你不能让孩子跑到马路中间。但是，你可以放心地不理会很多其他不那么严重的反抗行为。

另一种被研究充分证明有效的方法是叫停（time out）。在明确规定的一段时间内（学龄前儿童大约是 10 分钟，小学生大约 30 分钟），将孩子送到他（她）的房间，房间内没有任何电子产品或令人分心的事物，这有时会起到威慑作用，以防他们出现进一步的不良行为。

无论你采用哪种方法，重要的是要尽可能保持一致，让孩子知道特定形式的不良行为总会带给他（她）不想要的后果。

现在，大家可以参与的父母工作坊越来越多，父母可以在工作坊中分享经验，从团体中获得如何应对孩子的困难行为的建议。问一问当地的全科健康中心，看看你的附近是否有这样的工作坊。

特别的个人时间

大多数父母的生活都非常忙碌，通常不得不同时兼顾繁忙的工作和为人父母。你的财务状况可能很紧张，不知道如何才能负担得起食物的费用，更别说度假了。事实上，你可能已经很多年没有度假了。这意味着，一想到要给孩子特别的时间，你可能就会叹气，尤其当你不止有一个孩子时。但是，这确实是你需要优先考虑的事情。每天只要 10 分钟，就能让你的孩子感到自己是特别的、是被重视的。

你在这段时间所做的事，应该是孩子愿意和你一起做的事情。这也许不是坐下来聊聊他（她）的困扰，虽然可能偶尔会是这种情况。但孩子可能更想和你一起玩游戏、浏览老照片、依偎在你身边听音乐，或者一起散步到附近的商店。

　　在此期间，应该关掉手机和电视。任何干扰都不予理会。试一试，你会发现这很值得。而且，如果你让孩子感到自己很特别，这会降低他（她）抑郁的风险。

特别的家庭时间

　　家里可能只有你和孩子，也可能还有伴侣和许多孩子。不管怎样，一家人花时间一起参与一些活动，会让你们所有人感到亲密无间。当你们中的一人或多人面对压力、需要更多支持时，就能看到这么做的回报。你们可以一起玩游戏，或者去当地的公园野餐，或者如果你很幸运能负担得起的话，你们可以进行一次家庭度假。无论是什么活动，这都会让你的孩子有一种归属感，从而预防抑郁。

培养友谊

　　好朋友能支持孩子，还能预防抑郁。你的孩子可能两三岁时就开始和其他孩子在一起相处。逐渐地，朋友会对他

（她）的生活产生越来越重要的影响，到了 10 岁、11 岁，在塑造态度和行为方面，朋友对他们的影响可能比你更重要。因此，孩子们都想要交到彼此忠诚、互相鼓励、可以开怀大笑，也可以倾诉自己的感受而不害怕背叛的好朋友。

交到好朋友对你的孩子来说也许并不容易，但是你可以帮到孩子：当孩子的朋友到家里时，让他们感到自己是受欢迎的；如果孩子意识到朋友对自己造成了不良的影响，给孩子一些建议，让他知道怎样能不再见到这些朋友。一群朋友之间可能会闹翻，如果孩子感觉他（她）可以向你吐露心声，那你就能凭借自己丰富的经验，帮助他们找到解决问题的办法。但是要记住，孩子对正在发生事情的看法可能不是完全准确的，也许你需要帮他（她）看到别人是如何看待同一件事的。

尽管学校是大多数孩子交朋友的地方，但是在校外培养友谊也非常重要，当孩子在学校遇到麻烦事时，尤其如此。体育俱乐部和其他一些团体都是值得交朋友的地方。孩子需要感受到自己是更大社群中的一部分。如果学校距离较远，加入本地的一些团体也许会非常有益。如果教室不是孩子最喜欢的地方，那这些地方可以给孩子一个机会，让他们成为和在学校不一样的人。

孩子的友谊质量是决定孩子是否有抑郁风险最重要的因

素之一。因此，除了珍惜孩子，一定也要珍惜孩子的朋友。

选择合适的学校

父母都希望孩子在学业上能有很好的表现，可能会让孩子在阅读方面先行开始。因此，他们可能会让孩子在 3 岁左右开始练习书写和认字。但这可能是徒劳无功的，还不如把时间花在玩耍上。不过，如果孩子享受其中，那这样做也没什么坏处。如果孩子表现得他（她）真的不想这样做，那明智的做法是让孩子去做其他更有趣的事情。

在你打算送孩子去幼儿园时，热心的朋友们可能会说，"哦，你必须送她去某某学校，因为那是迄今为止学业成绩最好的学校"。对于有这样想法的朋友，与他们争论是毫无意义的。不要理会他们的建议就行了，同时也要记住，取得优异的成绩并不是选择幼儿园的最佳理由。如果你希望孩子不要遭受学业焦虑和抑郁，那就尽量选择一个适合他（她）的学校：在那里，老师们很乐意去了解孩子们的个体差异，孩子们也很容易交到朋友，家长们即便是有所困扰也会得到支持。学校对提高所有学生的学业成就都感兴趣，而不只是那些非常聪明的学生；学校也会关心孩子的情感和社会幸福感；学校还会特别关注那些有特殊教育需求的人。

但是，上进的父母并不是孩子学业压力的唯一来源。教师、朋友或者其他孩子（也许通过社交媒体了解的）、其他亲戚都是压力的来源；最重要的是，孩子自己可能是压力的主要来源。现在，所有的学校都有取得好成绩的压力，因为这样才能维持住资金赞助；或者教师的工资水平或工作情况可能取决于班上的孩子达到一定的成绩水平。这样会在学校中营造出一种有毒的氛围，即所有人都能感受到要成功的压力。一些儿童和青少年即使已经是班上的尖子生，却依然不停地逼迫自己。发生这种情况时，你要尽量对此保持觉察，并尽力帮助孩子抵抗这种压力。

社交媒体

一提到孩子的幸福感，电子产品声名狼藉。

的确，它们一直是造成儿童和青少年许多痛苦的原因。但是，在谴责电子产品的泛滥失控之前，我们也要看到学校和学校之外有多少学习过程是数字化的。从好的方面来看，社交媒体不仅是获取知识的途径；在建立和保持与他人的良好关系方面，许多网站确实能提供有用的、积极的意见。对于一些因各种原因无法建立友谊的孩子来说，社交媒体提供了一个极好的社交机会。

此外，当青少年把时间花在电子产品上时，自然就减少了花在别的、也许他们不那么想参加的活动上的时间。在电子产品出现后，青少年的饮酒量和非法药物使用量下降了。由于电子产品占据了更多的时间，青少年的怀孕率也大幅下降。当然，性教育的改善以及更易得的避孕措施，也起到了很重要的作用。许多反社会行为（虽然不是持刀犯罪）也减少了，这可能和使用电子产品的时间没有太大的关系。和现实世界一样，虚拟世界也很复杂。

尽管如此，电子产品的使用也存在有害的影响，儿童和青少年遭受的大量痛苦和不快乐都与此有关。对于以前的孩子而言，回家意味着摆脱了同辈压力；而现在，回到家也逃不掉同辈压力。虽然也有其他问题，但过度使用是电子产品的主要问题。每周花在电子产品上的时间超过 10 小时的 13 岁青少年，报告自己不快乐的概率是花较少时间在电子产品上的青少年的两倍多。重度使用者更容易抑郁。女孩比男孩更多地使用电子产品，但过度使用对男孩同样有害。重度使用者会失去宝贵的睡眠时间。每天花在电子产品上的时间超过 3 小时、睡眠时间更少的儿童和青少年更容易抑郁。如今肥胖的孩子越来越多，在一定程度上是由于孩子使用电子产品而不活动造成的。

　　父母、教师、儿童和青少年自己能做些什么把电子产品的使用保持在合理、健康的限度内呢？

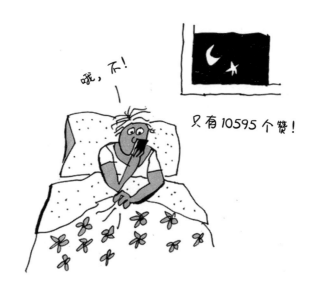

父母也许可以从问自己以下 4 个问题开始。

- 孩子使用电子产品的时间不受控制吗？

- 使用电子产品的时间是否影响了家庭中想做的事？

- 是否影响睡眠？最好的衡量标准是白天的疲劳程度。

- 使用电子产品时会一直吃零食吗？

如果对所有这些问题你都回答"不"，那么你可能是在正轨上。

如果不是，那接下来是一些如何走上正轨的建议。

- 开始和孩子协商，听听他觉得在电子产品上花多少时间是合理的。

- 如果他希望花在电子产品上的时间看起来太多，就跟孩子谈谈你认为这会如何影响到家庭生活、睡眠等，问问孩子如何才能让这变得更好。听听孩子的答案。

- 如果你想帮助孩子减少使用电子产品的时间，那你们要一起制订实现这个目标的计划。

- 在睡前 1 小时停止使用电子产品的问题上保持坚定。确保关闭蓝光灯，不要增加孩子入睡的困难。

- 12 岁或 13 岁之前，孩子睡觉时应该把手机留给父母。到这个年龄前，你应该知道他们手机的锁屏密码。

- 到了 12 岁或 13 岁，他们有了隐私的需求，再这么做就不再合适，但定期检查他们的手机和网络浏览记录是合理的。

- 要始终如一地遵守你们制定的规则。

- 在使用电子产品方面，你自己要成为一个榜样。例如，如果你告诉孩子家庭用餐时不能使用电子产品，那么这意味着你也要做到。

与孩子的痛苦、不快乐和抑郁有关的不仅仅是使用电子产品的时间，儿童和青少年观看的内容也同样重要。这就涉及电子产品使用安全性的问题。老师、父母和孩子自己能做些什么，可以保护孩子不看到那些令人沮丧、抑郁或者有害的内容呢？

考虑到这一点，要避免浏览那些提倡通过节食、药物或其他方式改变体形的网站、讨论自残方式的网站以及色情网站。

其他要避免接触的网络活动包括分享不合适的图片（不需描述具体是什么！）；和不认识的人进行亲密交谈；成为网络暴力的受害者或者进行网络暴力。

这可能并不容易。关于如何做到，以下是一些建议。

- 如果可能的话，别被说服给 12 岁或 13 岁以下的孩子买智能手机。能拨出和接听电话的手机就足够让孩子和朋友、你们以及家人保持联系。

- 在和孩子讨论并倾听了他们的想法后，尽可能多地进行家长监控。但是，不要想当然地认为有了家长监控就能保证孩子的安全，因为很多孩子很快就能学会如何避开监控。

- 在孩子使用各类技术手段时，与孩子持续进行对话很重要。和他们谈谈潜在的风险，问一问什么事情会让他心烦意乱，然后一起想办法避免这些情况。

- 一起看看处于合适"边缘"的网站，一起讨论哪些可以浏览，哪些不可以。

- 给孩子解释，要辨别网上和他们进行亲密交流的人有多困难，以及人们在网络上假装成和自己真正身份完全不同的人有多容易。

- 鼓励孩子在遇到有害的网站、遭遇威胁性或诱惑性的对话时告诉你，并主动为他们提供帮助。

- 告诉孩子什么是自我照顾，自我照顾对他们而言意味着什么——鼓励他们对自己的心情和情绪状态保持觉察，帮助他们了解在情绪低落时，他们可以做些什么让自己感觉更好。培养一些能帮助他们度过青少年时期、进入成年期的好习惯。

在这一章中，我们讨论了父母如何创造条件让孩子不那么可能抑郁。在下一章中，我们将谈到，当孩子在生活中不可避免地遭遇一些特别的压力时，父母可以如何帮助他们。

第四章

帮助孩子应对常见压力：

父母可以做什么

在前一章中，我们讨论了能够帮助孩子增强心理韧性、减少患抑郁症概率的所有父母都可以做的事。但是，也有一些特定的压力被认为与儿童和青少年的抑郁症相关。当孩子患抑郁症时，想一想可能的诱发事件往往是很重要的。对一些孩子而言，引发抑郁问题的事件是显而易见的；而对另一些孩子而言，则不那么清晰。在这一章，我们会聚焦儿童和青少年最常见的六种压力（丧失的体验，父母的冲突和分居，学业压力，霸凌和网络暴力，性别认同议题和身体不健康问题），并探讨如果要帮助面临这些压力的孩子，父母可以做些什么。

很显然，应对多种压力会比应对单一压力更困难。孩子承受的压力越大，他就越可能抑郁。有时，孩子也许不会直接表现出他们感到有压力，但是压力的影响可能会通过身体疾病表现出来。如果孩子出现身体上的症状，而你认为这可能是由于压力引起的，那么最好带他去看全科医生以排除任何身体的原因。

丧失的体验

对于患抑郁症的孩子来说，无论他们遇到的问题是什么，他们往往都会体验到一种丧失感。这个世界并不是它应该的样子，一种幸福感已经失去了。事实上，经历丧失是正常成长和发展中的重要部分，它常常会促进我们发生改变和心理成熟。当儿童和青少年从人生的一个阶段进入到下一个阶段，他们必然会失去当前人生阶段的一些东西。如果不放下，他们就无法继续前行。对孩子来说，第一次去学校可能是让人兴奋的、刺激的，而且还能发展新的社会关系，但是这也意味着他们"失去"了原本整天有接触的熟悉的家以及和父母的亲密联系。类似的丧失在儿童和青少年的一生中都在发生，例如，当他们成为了能发生性行为的青少年，就失去了性纯真（sexual innocence）。事实上，生活中丧失和前进共存的状态，会伴随我们一生。

要让儿童和青少年能够应对丧失，最重要的是让他们体验到安全、信任以及可提供支持和鼓励的关系。如果一个孩子（或者成年人）在人际关系中感到自信和充满希望，那在面对"真实的"、外部世界中的丧失时，即使他仍然会感到悲伤或哀伤，但也是能够应对的。

当面对重大丧失和失望时，我们都会变得很沮丧，一些人还可能因此患上抑郁症。儿童也不例外。作为成年人，我们知道，因为丧失而体验到的痛苦程度，取决于丧失的东西对于我们的情感意义有多大。儿童和青少年也是如此。对于父母而言，困难在于很难了解孩子（尤其是年幼的儿童）所经历的丧失对他们而言意义有多重大。作为父母，你也许会对孩子经历丧失后的难过程度感到惊讶，因为你还不了解这对于孩子情感的重要意义。或者，你也许会惊讶地发现，在你看来可能有毁灭性影响的丧失，孩子却好像没有受到伤害。

让我们以一个失去了好朋友的青少年为例，他和好朋友是几年前上幼儿园时认识的。在想这个孩子会有多难过时，父母必须问自己——

● **为什么会失去这个朋友？**

如果好朋友罹患重病且死亡，那与好朋友转到另一个学校或搬到另一个社区，或两人之间发生了争吵相比，丧失的意义明显不同。

● **关系有多亲密？**

两人是什么事都在一起做，还是只偶尔联系的好朋友？

● **有多少其他的朋友？**

孩子唯一的朋友搬走了，与孩子还有其他五六个可以友好相处的朋友，是不同的情况。

● **这段关系中有性的成分吗？**

对于一个青少年而言，失去一段在某种程度上有身体吸引力，也许还有身体关系的友谊，会更加困难。

- **关系中是否还有"未完成的事情"？**

例如，两人有机会和对方说再见吗？还是说孩子在新学期返校时才发现他的朋友不见了，原因也许是朋友在假期搬到了另一个城市？两人上次见面时有没有尚未解决的争吵？如果是这种情况，孩子可能会认为朋友离开是因为他生气了。

- **未来有任何联系的机会吗？**

两个人会通过社交媒体保持联系或交流吗？这能帮助孩子应对丧失的痛苦吗？

如果孩子在经历了其他不同的丧失后抑郁，例如失去父母（因为分居或死亡）、兄弟或姐妹、祖父母或其他亲戚、朋友、熟人或宠物，也需要问一问这些问题。

要理解丧失对孩子的情感意义，上述所有问题都很重要。要找到这些问题答案的唯一方法是，想一想你已经了解到的内容，然后倾听孩子的心声。在下一章，我们会探讨好好倾听的关键技巧。

丧失的体验是抑郁症的核心组成部分。其他更具体的压力是什么呢？关于这一点，目前还没有大量的证据，但最近有很多相关的研究调查。这些研究会询问患抑郁症的儿童和青少年，为什么他们认为自己会受到这样的影响。倾听他们的想法很有启发。他们提到了很多压力，其中三种压力最为突出。这三类压力是：各种不同类型的家庭问题；学业或学校科目上取得更好成绩的压力；霸凌以及社交媒体的影响。在接下来的部分，我们会更详细地描述这些压力。针对父母、老师、儿童和青少年自己如何避免这些压力，或者当这些压力不可避免地出现时要如何应对，我们给出了相应的建议。

父母的冲突、家暴、分居和离婚

所有的父母都有相处不融洽的时候。当父母尝试解决所面临的挑战时，免不了会有争吵的时候。事实上，在大多数婚姻中，夫妻双方都有讨厌，甚至憎恨对方的时候。如果你深深地爱着一个人，并和他（她）生活在一起，就总会有感到沮丧、被惹怒或厌烦的时候。夫妻主要通过两种方式表达对彼此的负性情绪——公开的敌意和隐秘的张力，通常都会有一段时间零交流。对于所有年龄阶段的孩子而言，这些常见的对不和谐及分歧的表达正威胁着他们的幸福。当他们听到父母彼此冲着大叫或彼此不说话的时候，他们也会担心父母可能会分居，他们将会失去一方，甚至是父母双方。

父母争吵的常见原因有三个：金钱、性、育儿理念不合。有关育儿的争吵，通常是因为在管教孩子的问题上，父母一方认为另一方太温柔或太强硬。零花钱给多少、在家里要给予孩子多少帮助、青少年晚上外出时应该什么时候回家、什么程度的家庭作业压力是恰当的——这些都是父母产生分歧的常见原因。

　　当父母争吵或冷战时，一般而言，他们并不想让孩子感到害怕、沮丧或抑郁。要做到这一点，最好的方式是把分歧留到孩子不在身边时再讨论。那些目睹了父母争吵的孩子，比那些没有目睹的孩子更可能感到痛苦。尽管如此，即使你成功地做到了这一点，孩子还是会不可避免地会觉察到父母之间的不和谐。在大多数（当然并非所有）事情上，如果父母跟孩子适当地交流父母之间的分歧是什么，这会很有帮助。你不会想要谈论你们关于性生活上的分歧，但你也许可以谈论一些跟金钱有关的事，尤其是当你手头很紧（情况通常如此）、孩子的生活因此受到影响的时候。你们也许想以夫妇的身份一起和孩子讨论这个问题，但是如果这只会引发另一场争论，那就不要这么做。当你和孩子交谈时，重要的是让孩子了解父母双方的观点，而不是试图让孩子站到你这边。同样重要的是，跟孩子说清楚，这些争吵不是他们的错，然后倾听和理解孩子在这些争吵中的体验。尽管在父母争吵时，大多数孩子都会试图调停，但如果他们不偏袒任何一方，发展成情绪问题的可能性就很小。

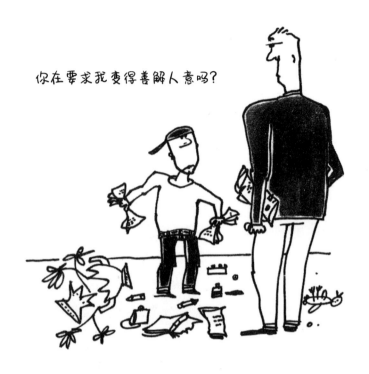

尽管父母分居对孩子而言总是很艰难的经历，但大多数孩子都能从中恢复得很好。即使你的婚姻不稳定，也有很多因素能够降低孩子出现情绪问题的概率。如果孩子在家庭之外有一个或多个成年人可以倾诉烦恼，那这是很有帮助的，所以你应该鼓励孩子发展这些关系。如果孩子在家庭之外有一项他觉得特别值得做的活动——例如，某项运动、某个爱好或某门学科——这会降低他出现情绪问题的风险，所以这是值得鼓励的。对于婚姻不和谐家庭中的孩子而言，如果他们和兄弟姐妹相处得很好，能够彼此支持，并且不觉得他们必须在父母之间做出选择，那他们会发展得更好。因此，试着通过奖励孩子进行合作性的活动，以及像上一章所建议的那样，作为一个家庭来开展活动，以确保孩子们能融洽地相处。孩子们会以他们观察到的你们解决彼此之间分歧的方式为模板，在以后的生活中建立关系。

如果你的婚姻被争吵和紧张的情绪占据，那可能会出现分居甚至离婚的问题。这是常见的情况。在英国，大约三分之一有孩子的父母在孩子未满 18 岁之前分居或离婚。虽然父母分居和离婚跟孩子患抑郁症有关系，但在一个父母长期斗争的不幸福的家庭中长大，也可能导致孩子患抑郁症。敌对的父母是在一起还是分开哪种情况对孩子更好，这个问题没有简单的答案。你们必须考虑各自和孩子的关系质量，你们能够和孩子保持怎样的联系，以及几乎不可避免的是，经济上的变化将如何影响他们和你。

你要确定孩子不会因为父母分开而责怪自己。很多孩子会有这样的想象，觉得父母之间的问题是自己造成的。即使你们在育儿问题上的分歧很大，也请记住，你们不能达成一致意见并不是孩子的错。

无论发生什么，在由谁照看孩子和金钱的问题上，你们一定要尽可能友好地进行协商。无论你有多讨厌他，一定不要在孩子面前说他的坏话。你的确需要告诉孩子，你们会如何安排他们的生活以及为什么这样安排。你也需要倾听孩子的想法，看看他们认为应该会发生什么。但是不要让孩子来做决定。你可以考虑孩子的想法，但这种决定依然是由你们来做。

　　家庭中如果存在家庭虐待或暴力的情况，虽然不同的孩子可能会以不同的方式做出反应，但几乎可以肯定的是，这会对孩子产生负面的影响。2017 年，英国皇家精神科医院一项关于家庭暴力对儿童和青少年影响的报告表明，年龄较小的孩子可能会变得焦虑，并可能通过躯体症状表达出来，比如尿床或肚子疼。这项报告指出，年龄较大的男孩更可能表现出挑战性的和攻击性的行为，而青春期的少女则更有可能转向内部，变得焦虑、抑郁，有时还会通过进食障碍或自残行为来表达痛苦。目睹过家庭暴力和虐待的儿童，也许有时会很难去学校，因为他们会担心遭受虐待的父母的安全；所有年龄阶段的儿童都可能会有创伤后应激障碍，这可能会通过噩梦、闪回或其他躯体症状表现出来。如果你是一位身处家庭暴力或虐待关系之中的父母，寻求帮助很重要。这不仅是为了你自己，也是为了孩子的幸福。在本书末尾的"资源"部分，你可以找到能帮到你的相关组织的进一步信息。

学业压力

在上一章中，我们探讨了你要如何为孩子选择一所合适的学校，一所能将孩子抑郁的概率降到最低的学校。我们建议的其中一个标准是，学校的老师不会给孩子太大的压力。然而，要记住，一定程度的焦虑对学习来说是必要的。许多年前，两位心理学家叶克斯和杜德逊提出，每一项任务都存在最佳的焦虑值。焦虑过多，会让孩子压力太大而无法吸收任何内容；焦虑过小，孩子就不会用心学习。如今，在大多数学校，风险在于孩子对学业成绩过于焦虑，这是不利于他们的情绪健康的。

以下是一些孩子学习压力过大的迹象。

- 抱怨学校功课太难

- 很难按时交作业

- 不愿意上学

- 头疼、胃疼、皮疹或出现其他无法解释的躯体症状，尤其是周日晚上或讲授特定学科的日子

- 睡眠问题，噩梦

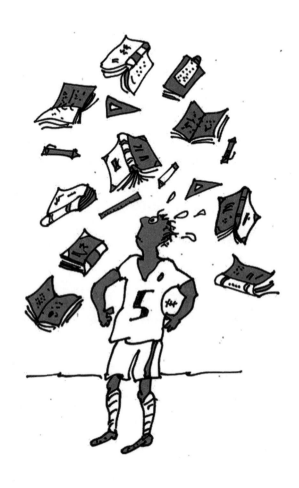

　　如果你觉得孩子表现出的应激状态和学业压力有关，你要做的第一件事就是倾听他对这种可能性的想法。听听孩子是怎么说的：哪些科目他觉得太困难或太简单，他喜欢哪些老师，哪些老师他觉得是没有同情心的，他在多大程度上总

是拿其他学生和自己进行比较。

与孩子的学校和老师保持良好的关系，是保护孩子远离抑郁最重要的方法之一。因此，尽量不要错过任何和老师交流的机会。孩子在学校的行为通常和在家里很不一样。如果你怀疑孩子抑郁或焦虑了，一定要和学校的某个人谈一谈这件事，比如孩子的老师。你的孩子也许不希望你这么做，所以你需要试着说服他，让他知道这样做真的很有必要。即使孩子反对，你也依然需要去见老师。和孩子一起讨论、决定他是否应该在场。

对青少年而言，过渡阶段（例如，去新学校或升入中学）也许会特别困难。当孩子升入中学，会遇到许多不同的老师，而非只有一位老师，要更好地了解孩子是如何应对学校生活的，也会变得更难。

即使你在家里已经感觉很糟糕了，但如果老师说你的孩子在学校没有表现出任何问题，也请不要感到惊讶。这种情况时有发生。同样地，在父母参与的学校活动中，老师可能会对你的孩子表示很担心，而在你看来，孩子在家里绝对没有任何问题。尽量不要感到被冒犯，认真对待老师所观察到的内容。当问题出现时，无论是发生在家里还是在学校，或者同时发生，你们都需要合作起来，共同帮助孩子克服困难。在任何情况下，你都需要与老师以及孩子一起弄明白，你们可以做些什么来帮到孩子。这可能仅仅意味着对孩子的安抚，告诉他他做得很好，或者布置更多或更少的作业。但是，非常重要的是，不要让孩子生活中的每时每刻都充斥着教育类的活动，这样就没时间放松了。

霸凌，包括网络暴力

社交媒体上的霸凌或网络暴力可能是互联网上最常见的威胁，可能会出现在各种社交媒体网站、短信、电子邮件或线上聊天室中。尽管社交媒体有很多积极的方面，包括有机会获得线上的支持、乐趣和陪伴，但不受监控的网络活动可能意味着孩子也许会被劝说去玩网络游戏，进而陷入远远超过自己经济能力的风险之中。如果孩子所在的群体一心想着传流言蜚语、注重外表，那孩子很可能会有被欺凌的情况，不幸的是，这种情况很常见。污言秽语在网络暴力中经常出现。

其他形式的网络威胁还包括发送带有性行为图片的色情信息。陌生人可能会通过这样的方式接近你的孩子：刚开始，给他发一些无害的信息，建立友谊，最后建议线下见面。这种互联网引诱也许不仅仅是见面，还会因为发送裸照或色情图片而被索要费用。

英国防止虐待儿童协会（National Society for the Prevention of Cruelty to Children，NSPCC）列出了孩子可能遭受网络虐待的各种迹象。如果他出现以下情况，你要保持警惕。

- 上网的时间比平时多得多或少得多，上网的时候可能在发信息、玩游戏或者使用社交媒体。
- 在上网或发信息后看起来冷漠、沮丧或愤怒。
- 对聊天对象以及他们在网上或手机上做什么守口如瓶。
- 手机、笔记本电脑或平板电脑上有很多新的电话号码、短信或电子邮件地址。

英国防止虐待儿童协会（NSPCC）建议，你可以采取如下行动。

- 仔细倾听孩子在说什么
- 让他们知道，将这些事告诉你是正确的做法
- 告诉他们，这不是他们的错
- 告诉他们，你会认真对待
- 不要与据称是施虐者的人对峙
- 解释你下一步将要做什么
- 尽快报告孩子告诉你的事

我们要补充的是，在与孩子协商并达成一致的情况下，你也许还需要采取其他行动，例如，帮孩子远离他订阅的社交媒体网站、更改电子邮件地址，或者与学校沟通这个问题。如果孩子可能是遭受虐待的受害者，所有学校都有安全条例来处理这样的情况。

如今，社交媒体上的霸凌（网络暴力）和传统形式的霸凌一样普遍，尽管如此，网络暴力的发生频率还是远远超过了应有的水平。有些孩子仍然遭到了躯体或言语上的攻击。男孩更可能遭受躯体攻击，女孩更可能遭受言语攻击（辱骂和散布流言蜚语）。受害者可能会因为种族、外貌、残疾，或者因为他们在学业上太优秀被当作"书呆子"而遭到攻击。处理传统形式的霸凌和处理网络霸凌的原则是一样的。

在英国，许多黑人、亚裔和少数族裔的孩子都经历过种族歧视，这也是一种霸凌。父母可以倾听孩子的担忧、询问他们的经历、将这些经历和他们自己所经历的事联系起来，并肯定他们的担忧的合理性，通过这样的方式帮助孩子面对种族歧视。如果种族歧视发生在学校，那很重要的一点是让学校了解这种情况的存在。所有学校在这个问题上都有强有力的政策，大多数学校会尽最大努力确保没有种族歧视。

童年期虐待，包括性虐待

我们现在了解到，虐待有很多形式——包括霸凌、目睹家庭暴力、忽视、情感和躯体虐待，或者对儿童进行性剥削。研究表明，几乎每一个有严重抑郁症的成年人童年时期可能都经历过某种形式（躯体、性、情感或多种形式结合）的虐待或创伤。有研究表明，这是因为儿童期性虐待会导致下丘脑－垂体－肾上腺轴（HPA 轴，人类中枢应激－反应系统的关键部分）长期失调，会使受害者在日后的生活中，尤其是面临压力的时候更容易抑郁。

对儿童来说，性虐待的影响可能会以多种方式表现出来。对于年幼的儿童来说，最常见的症状是创伤后的应激反应（如惊恐发作）或者是不恰当的性行为，而对于青少年来说，其影响可能是通过抑郁症或物质滥用体现出来的。虐待对孩子造成的长期影响受家庭环境的影响很大——这是指，在面对创伤时，孩子能得到的支持和理解的程度。这就是为什么非常重要的是，父母不仅要保护孩子不遭受性虐待，也要在性虐待真的发生时寻求专业的帮助，以确保他们能给孩子提供最大程度的支持，将这类经历的负面影响降到最低。

很多被认定遭到虐待的儿童，会被转到当地政府组织的儿童保育机构（local authority care）。由于他们经历了照顾者的频繁变化，所以特别容易经受抑郁的苦痛。因此，养父母和地方政府儿童保育机构的工作者在照顾这类有特殊经历的孩子时需要特别意识到，他们的需求要比其他孩子更多。

性别认同议题

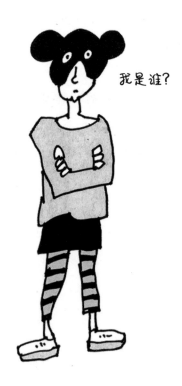

在 10—11 岁左右，尽管大多数男孩和女孩还远远没达到性成熟，但他们会意识到自己在身体上是被同性还是异性所吸引。这可能会成为令人困惑的体验，尤其当他们体验到了同性之间的吸引，而他们所成长的文化并不能普遍接受这一点时，他们会尤为困惑。他们可能会觉得，自己不能向父母或朋友倾诉这些。他们会经常从互联网上获取信息，但可能发现这并没有太大帮助。对许多人来说，人生的这个阶段以及这些感受可能是非常令人困惑的。对未来缺乏信心可能会导致抑郁。

当孩子上小学，开始询问有关性和婴儿是从哪来的问题时，如果能尽早告诉他们，尽管大多数男孩会被女孩吸引，女孩会被男孩吸引，但情况并不总是这样，那将会很有帮助。你自己可能就处在一段同性关系中，或者你的熟人中有同性伴侣，那可以以此来说明这一事实。在"正常化"同性关系的过程中，如果你的孩子真的是同性恋，那这会帮助到他们；如果他们不是，他们也会更容易接受朋友在这方面的差异。顺便提一句，孩子知道关于同性恋的真相并不会影响他们的性取向。

有些孩子对自己的生理性别感到不适，而另外一些孩子（少数，但很重要）则确信自己的性别出了错。他们中的一些人长大后成了同性恋，其他人可能是跨性别者。对性别的困感可能会导致强烈的不幸福感，甚至会导致抑郁症，这一点并不令人感到意外。

如果孩子开始想穿异性的衣服，一些父母可能会认为这代表着孩子对自己的生理性别不满意。但是在学龄前和小学阶段，穿异性服装可能只是暂时的情况，只会持续几个星期。如果这种情况持续下去，那在和孩子交流时你可以开诚布公地讨论性别的话题。你也许会说，你知道他喜欢打扮成女孩的样子，这是否意味着他真的更喜欢当女孩？或者你知道她喜欢打扮成男孩的样子，这是否意味着她真的更喜欢当男孩？也有可能孩子其实对自己的性别很满意，但他（她）同时也喜欢穿异性的服装。

还有可能的情况是，孩子学校的老师也许会跟你说，你的孩子希望别人用异性的名字来称呼自己，或者孩子被认为是非二元性别（non-binary）的。这时，你需要倾听孩子的声音，听一听他（她）如何看待自己。在这一点上，你也许想要咨询在对目前被称为"性别烦躁症（gender dysphoria）"方面或在对生理性别感到不适方面有了解的专家。在需要的时候，你可以从全科医生那里得到如何转诊的建议。重要的原则是，你的孩子知道，无论选择什么性别，你都会继续爱他（她）并支持他（她）。

身体不健康

尽管大多数身体健康有问题的儿童和青少年并没有患抑郁症，但他们比其他人更可能患上抑郁症。抑郁症和身体健康之间有诸多联系。

- 患病毒性疾病（也许只是一场严重的感冒）之后，有些孩子也会连续抑郁几周。更常见的是腺体发热，腺热之后，人会感到长时间的疲劳和情绪低落。

- 一些有慢性躯体疾病（例如哮喘或糖尿病）的孩子会变得抑郁，有一部分原因可能是因为他们会面临更多的挑战，无法像其他正常人一样完全积极地生活。

- 如果儿童和青少年的身体状况影响到了他们的大脑功能，他们特别容易出现心理健康问题。因此，患癫痫的儿童以及有学习困难和自闭症等神经发育问题的儿童，特别容易抑郁。

记住，对一个有身体健康问题的抑郁症儿童来说，也许并不是身体状况导致了抑郁症，也许是一些和孩子身体健康完全无关的家庭问题让孩子感到沮丧。或者，孩子可能被其他孩子欺负，又或者，孩子需要经常住院，这会比身体疾病本身带来更大的压力。

　　你也许无法改变孩子的身体健康状况，但是，你可以预防孩子因为各种身体问题而带来的情绪问题。倾听孩子的心声是非常重要的，他们可能跟你的想法不一样。倾听孩子的心声后，适当地和孩子讨论身体问题的性质以及为什么会出现这种情况。孩子可能会和你一样对身体问题的起因感兴趣。你很可能会对孩子的状况，以及这对未来的影响感到非常焦虑。无论你喜欢与否，你的焦虑都会传递给孩子。你的孩子可能也和你一样对很多事感到焦虑，和孩子分享现实的焦虑也许对你和孩子都有帮助。

　　如果孩子的身体状况影响到了学业，例如，需要去医院的科室或门诊，你应该尽快让学校知道这些情况。同样，如果孩子正在服药，药物可能会影响他的注意力或学习，学校也需要了解这些。

　　与其他人相比，存在身体健康问题的孩子在结交朋友和维持朋友关系上，也许会遇到更多困难，因此，你也许需要比其他时候更积极地鼓励孩子发展友谊。友谊确实可以预防情绪问题，包括抑郁。如果你的孩子有身体问题，尽量确保这不会占据你的生活到你会失去自己朋友的程度。如果你抑郁了，孩子抑郁的概率也会增加。

应对技巧和保护性因素

当孩子不得不面对失望或压力时，他不是没有能力做出任何应对而只能接受所发生的事的被动个体。儿童和青少年会对负性的经历做出积极的应对，以掌控和克服这些困难情况。这些"应对技巧"可以解释，为什么一些孩子即使面对可怕的逆境也不会变得抑郁。同样地，一些面临逆境的孩子所处的环境中有积极的因素，如果存在这些保护性因素，他们抑郁的风险就会降低。

有帮助的应对技巧包括：能够跟朋友和家人倾诉自己的忧虑，能够一次解决一个问题而不是被很多困难压垮。与父母一方或双方关系特别好的孩子，以及在双亲之外还能向其他人（例如祖父母）倾诉的孩子，当压力来袭时，他们变得抑郁的可能性都更小。有些孩子的人格特点会让他们更容易抑郁，而另一些孩子的人格中的韧性部分更强，这意味着他们更可能会度过困难时期，而不会变得抑郁。

在本书的末尾，你会看到关于网络资源的信息，包含与自我照顾以及增强心理韧性有关的内容。要培养有用的应对技巧，你和孩子可以做的事情有很多。例如，对一些人来说，花时间学习呼吸技巧在高焦虑时很有帮助。孩子可以在忙碌的一天中抽出一些时间来享受生活中的安静时刻，以此来学

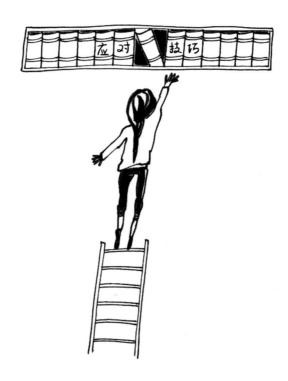

习如何让急速运转的大脑安静下来，即使是一些简单的事，例如涂色、听音乐或玩拼图游戏都很有帮助。近年来，人们对"正念"越来越感兴趣，并将此作为增强心理韧性、应对压力和焦虑的一种方式。尽管这些方法最初是介绍给成年人的，但目前也有很多好的应用程序和在线资源，可以教给儿童和青少年如何以一种既愉快又有益的方式练习正念。

　　儿童和青少年喜欢的保护性因素和应对技巧很重要，因为这有时会给我们提供一些线索，让我们了解在他们感到有压力时，怎样能最好地帮助到他们。应对弱点时，强化自身的优势通常比试图创造全新的方法更好。

　　如果我们要提出一个适用于所有儿童的方案，我们会发现，要理解压力在抑郁中起到的作用，是相当复杂的过程。下面的这张图试图将所有这些因素整合在一起。你会看到一些因素是如何使青少年的抑郁程度更严重的，而另一些因素是如何增强他们的心理韧性的。不过，当然没有任何图解能完全准确地描绘出每一个独特孩子的丰富多彩的生活。

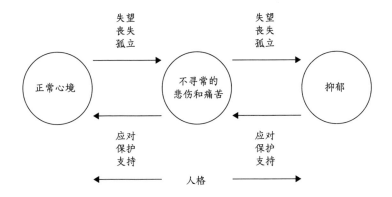

　　在这一章中，我们探讨了父母能够怎样帮助孩子应对生活中可能面临的压力。但请记住，即使父母已经竭尽全力预防，一些孩子还是会抑郁。在下一章，我们将讨论，当孩子患抑郁症时，父母可以如何帮助他们。

第五章

当孩子抑郁了：

父母可以做什么

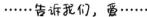

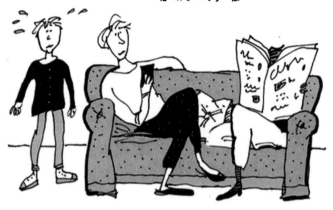

　　如果你认为你的孩子实际上可能正在遭受抑郁症之苦，你首先会想了解为什么会这样。父母常常担心这是他们的错，或者他们会因为孩子的抑郁而被指责。或者，你可能会担心孩子的生活中发生了一些导致他们抑郁的事情，但是他们没有告诉你这些事。

　　在一些儿童抑郁症的案例中，也许会存在一个明显的诱因，这个诱因可能是生理上的，也可能是心理上的。也许孩子最近经历了上一章所描述的一种或多种压力，而这可能就是他们情绪变化的原因。或者他们可能先前感染了病毒，随后就变得抑郁。更常见的是，引发抑郁的因素并没有那么明确。实际上，抑郁症通常是多方面因素所致，也许是由于积累的压力。在很多情况下，你和孩子可能都不知道为什么孩子就变得抑郁了。除此之外，尽管专家也许能帮助我们更好地理解发生了什么，但刚开始通常他们也并不清楚孩子为什么会抑郁，甚至可能在几周或几个月后，孩子的情况已经有所改善、恢复到正常生活了，大家也还是不清楚孩子为什么会抑郁。

即使引发抑郁的原因看起来很明确，要弄明白你和孩子能做些什么来改变这些状况，也许也并不容易。显然，我们无法决定病毒性疾病的去留。让我们现实一点吧：和孩子抑郁有关的压力源通常是无法改变的。也许父母已经分居；父亲有了另一个家庭，对第一个孩子已经失去了兴趣。也许你们中的一个人存在酗酒问题，而且很难克服。也许孩子患有严重的慢性身体疾病，甚至病情还在发展。当这些压力持续存在，而孩子的情绪依旧如此时，我们在本书提及的所有其他方法——倾听、持续支持、分享感受等——会更加重要。有些人认为"宁静祷文"很有帮助。你也许已经知道这是什么：赐予我宁静去接受我不能改变的事情，赐予我勇气去改变我能改变的事情，赐予我智慧去分辨这两者的区别。

事实上，无论你是否能对潜在的诱因做些什么，你都可以做很多事来改善这种情况。首先，接受你不能改变的事，这很有帮助。如果你青春期的女儿因为被长期交往的男朋友"甩"了而悲伤，并且出现了各种抑郁症的症状，那么你要知道，这就是生活的事实。她可能希望挽回男朋友，但是你无法让他回到她身边。如果你年幼的儿子被误解向老师打小报告告发一个朋友，或者被一群朋友拒绝后变得抑郁，你无法让他们再次接受他，也无法改变他所遭受的这一切。重要的是，你既要接受你不能改变的，也要承认你的孩子确实感到抑郁。这是进步的起点。

倾听

倾听孩子的心声听起来简单，但有时，倾听的质量是最重要的。事实上，要倾听处于痛苦中的孩子（或所有人）是相当困难的。在日常生活中，孩子没有被倾听的原因有很多。例如，如果出现以下情况，孩子在学校可能会被忽视。

- 他们沉默寡言
- 班级太大，令人烦恼
- 老师们自身太累或烦心事太多

如果父母出现下列情况，可能会忽略抑郁的孩子。

- 他们太专注于自己的问题（可能是亲戚或朋友去世、婚姻问题、如何维持收支平衡）

- 面对他人的绝望，他们也感到无助
- 他们太忙了
- 这太令人苦恼，无法去思考这件事
- 孩子不想让他们心烦意乱，因而不愿意跟他们吐露心声

因此，反省自己很重要，问问自己是否听到了孩子的苦恼，想想可以做些什么才能帮助自己更好地倾听。关心我们自己能让我们更好地关心孩子。作为父母，你自己抑郁吗？父母得到的支持、帮助、建议，甚至治疗，对于帮助孩子而言都很重要。重要的是，不要认为孩子的问题全是你的错，因为这也许会阻碍你积极地倾听孩子。

倾听的各个方面

试着用心倾听，而不只是用耳倾听。想象一下孩子的痛苦，将它（只是在你的脑海中）与你自己遭受痛苦时的状态联系起来，回忆一下当时的感受，想一想孩子的体验和你的体验可能有怎样的相似之处和不同之处。

不要轻视孩子的不开心。你也许认为，孩子只是在吸引他人的关注。但是，每个寻求关注的人的背后都有真正的问

题。也许孩子需要有夸张的表现才能确保有人关注。如果孩子感到你没有认真对待这个问题，孩子可能会更夸张，甚至以自我破坏性的方式行动。

作为父母，如果你认为孩子在寻求关注，那你需要问一问自己为什么他需要那么多的关注？孩子想要引起注意的原因是什么？

倾听孩子的心声需要时间。如果和孩子谈话，请减少外部干扰，关掉手机，找一个私密、僻静的房间，或者散散步，在路上和孩子聊天，这些都很有帮助。肩并肩的倾听往往比面对面的倾听效果更好。有时候，在一起做两个人都喜欢的事情时聊天，也很有帮助——比如遛狗、烘焙、玩拼图。拒绝被打扰——有打扰会让孩子觉得这个问题对你来说是一种负担，毕竟，因为你都没有时间和耐心去好好地倾听。

倾听小贴士

- 不要唠叨你自己的忧虑，让孩子心烦意乱
- 不要谈别人的问题
- 无论你认为它们是多么微不足道，请让孩子看到你很重视他的问题和忧虑
- 不要试图用诸如"拜托，这又不是世界末日"或者

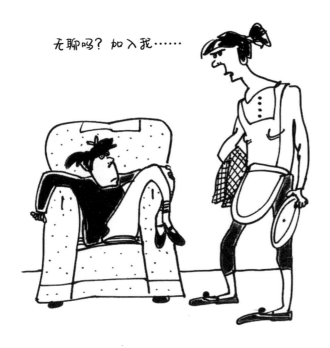

"这也许永远不会发生"之类的话让孩子高兴起来——这可能只会让孩子感觉像是世界末日，因为他觉得"世界末日"已经发生了。

● 不要让孩子觉得他要被指责。

● 如果你通过重复或用另一种方式来概述他们所说的内容，孩子会感到被倾听和被理解。有时候，如果他们很难用语言来表达，那么描述他们看起来的状态可能会有帮助（例如，"你看起来确实很沮丧"或者"我知道谈论这个有多困难"）。

　　有时候，当孩子很难开口说话时，一个简单的拥抱就很有分量。有些孩子喜欢搂抱和拥抱，并且会积极地寻求抱抱；其他孩子则可能更加沉默。无论如何，永远不要低估向孩子表达你爱他们和关心他们的重要性，无论你是通过语言还是行动。

绘画和游戏

　　年幼的孩子很难谈论自己的感受。可以让他们画出自己感受到或担忧的内容。年幼的孩子可以通过玩具来表达自己，例如玩偶的家人、玩偶的房子、木偶或者玩具动物。对于年幼的孩子，仅仅是坐在那里看他玩游戏，你通常就会了解到很多关于他们正在经历的事情。

给予希望

　　绝望感和无望感是抑郁症的特征，因此让孩子永葆希望之心是很重要的。让他们知道以下内容也许会有帮助。

- 这些感觉最终都会过去。
- 不管是通过谈话还是寻求专家的帮助，总有一些方法可以帮助到他们。

- 即使抑郁症一直持续或复发，我们仍然有办法能应对这种情况，并将它对生活的影响降到最低。我们可以学着与我们的心理状态一起共处，就像一个人如果一直有一些身体健康问题，也可以与之共处，甚至茁壮成长。

尝试改变消极的想法

消极的思维模式（即总是看到最坏的情况）是抑郁症的常见特征。例如，在学校和朋友发生争执后，孩子可能会说："你看，没有人喜欢我——我没有朋友。"父母与老师和孩子一起核查这些"证据"也许会有帮助："上周艾米不是邀请你参加她的派对了吗？""我去学校接你的时候，约翰和萨莉在跟你道别。"让孩子试着去思考类似的情境，并让他们呈现自己的"证据"也会有帮助。我们将在下一章看到，这是心理学家在认知行为疗法中使用的一种方法，父母也可以采用类似的方法。我们不应该试图证明孩子的信念是错误的；相反，我们是让孩子核查他自己的消极想法的证据。希望这会让孩

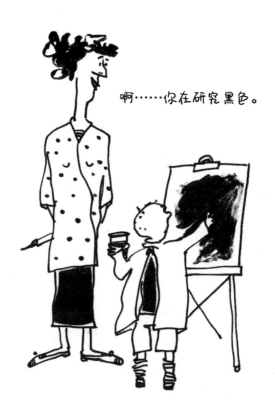

子意识到，这些消极的想法没有现实基础。

提供实际的帮助

接受你无法改变的虽然是一条重要的原则，但是如果有
可能改变引发抑郁的原因，那当然要和孩子一起合作来采取

适当的步骤实现改变。一些实际的事情也许会很有帮助，例如安排朋友来访，或者计划一次郊游。

但是不要忘记，一些你认为无法解决的问题可能也会得到解决。例如，就在不久之前，许多老师还对霸凌问题感到无能为力，他们觉得自己不能做什么事情——"男孩本性难移"，"女孩有可能会对彼此很可恶"，等等。但是现在，所有学校都有望出台反霸凌政策，并且人们正在做更多的事来防止学校出现这种不愉快的情况。

保持联系

尽量不要让孩子一直畏缩不前。要做到这一点而又不让孩子感到父母有侵入性是很难的。我们都知道那种闷闷不乐、沉默寡言的青少年，他们坚持认为自己一切都很好，让你走开。然而，你应该：

- 保持关注，并且保持一定距离进行观察，如果他们只允许至此。
- 坚持时不时地表达你的关心，并且提醒他们，只要他们想要，你都会在那里，倾听他们，和他们交流。
- 不要让自己被搪塞。

● 如果你仍然担心，请向老师、全科医生或其他专业人士寻求进一步建议。

建立并维持社会支持系统

作为抑郁症儿童或青少年的父母，请尽量确保你和孩子都有良好的社会支持网络。这样你的孩子将会有朋友，但他可能不想见他们。或许你自己可以试着和他们，或者他们的父母保持联系，这样，当你的孩子状态改善时，他们就可以重新建立联系。无论孩子是否在上学，都要和学校的老师保持联系。

你和孩子一样需要很多支持。一定要和家人或朋友保持联系，并接受他们的帮助和支持。你可能会因为孩子患抑郁症而感到羞愧和失败，即使如此，你也要诚实对待那些你信任和关心你的人，这样他们才能帮到你。如果他们不知道发生了什么，这会更加困难。试着花时间向家人和亲密的朋友解释发生了什么，尤其是那些孩子可能经常接触的人。情绪低落、不愿投入或参加他们原本愿意参与的活动，可能会被认为是无礼的行为，详细的解释能减少误会，以及带来进一步压力的风险。家人和朋友也许过去没有遇到过患抑郁症的人，对此也不太了解，但就像人们与身体残疾的人的不同相处方式一样，详细的解释能帮到所有相关的人。对于一些明显的情况，比如腿部骨折，每个人都明白这需要特别的体谅。因此，有时候，解释以下事实很重要：心理疾病也许不像骨折那样一眼就能看出来，但是孩子还是会感到不舒服，这仍然需要给予特别的照顾。

使用互联网

有很多网站和求助热线可以供抑郁症儿童和青少年的父母以及他们自己使用。在本书的"资源"部分，我们列出了一些我们认为最有帮助的资源。总体而言，这些资源都是高质量的。你应该很容易筛除那些只是为了让你掏腰包而庸术百出的网站，但对于孩子而言却比较困难。尤其是，一些针对青少年的网站会详细介绍如何通过自残来缓解压力，你应该设法让孩子远离这类网站。不要站在评判的立场，试着开诚布公地和孩子讨论他们正在访问的网站是哪种类型的，并帮助他们思考哪些信息是有用的，哪些是无用的。

也许孩子很难告诉你他的感受，可能希望求助热线。如果孩子想和家人之外的人交流，这并不是一件丢脸的事，因此，请鼓励他们这么做。但也请一直记得我们在第三章提到的关于如何帮助孩子避免在社交媒体上和不良人士接触的内容。

保密性

有时，孩子会将自己的抑郁（或者自杀倾向）告诉你或家人之外其他值得信赖的成年人，并坚持让你们保守秘密。这是个相当两难的局面。在多大程度上要遵守保密性；父母在多大程度上有权了解孩子的困难情况？对医疗保健专业人士来说，让父母和照顾者尽可能多地参与讨论是一种很好的做法，但也需要尊重年轻人的保密需求。如果问题很严重，或者孩子有自杀或自我伤害的风险，我们认为，只要这不会增加孩子自杀或自伤的风险（例如，父母本身是暴力的，是孩子想要自杀的原因之一），就要告知父母。

然而，当情况不那么令人担忧时，老师也许可以在不告知父母的情况下约见孩子几次，以便更好地理解问题。事实上，与父母沟通不畅可能是他们问题的一部分，而这可以通过和孩子保密性地交谈得到改善。这方面，老师应该在学校保护政策的框架下行事。但如果发生的事情让学校对孩子的健康感到担心，他们应该和父母联系，以确保孩子的安全。

保持健康的生活方式

在第四章中，我们谈到了如何确保孩子养成健康的生活方式以预防抑郁症。如果你的孩子抑郁了，注意饮食、睡眠和活动仍然很重要。实际上，有一些证据表明，规律锻炼能像药物治疗一样改善抑郁情绪。抑郁的儿童或青少年往往对保持健康和活跃的状态失去兴趣，因此在这方面，他们需要比其他人更多的鼓励。

寻求专业帮助

然而，非常重要的一点是，当上述方法都不足以应对当前的情况时，孩子就需要专业的帮助了。当发生以下情况时，你就要寻求专业帮助。

- 2~3 周后抑郁情况仍然没有改善
- 日常生活受到严重影响

- 严重的睡眠和进食紊乱
- 已经表达有自杀想法或愿望

如何获得专业帮助

如果这些问题主要发生在家里，而且没有得到改善，那么父母首先要求助的对象是家庭医生。如今，大多数家庭医生会将儿童和青少年的情绪问题视为他们工作的一部分，尽管有些家庭医生明显会比其他家庭医生对此更感兴趣（所有专业人士都是如此）。你的家庭医生会想要见一见你的孩子，并与他聊一聊，你可以在场，也可以让他们单独聊。如果你的孩子不想见医生（这一点也不奇怪），那么你，作为孩子的父母，无论如何都应该和孩子讨论一下当前的情况。你可能需要得到帮助才能继续应对当前的情况，你的家庭医生也许可以提供帮助。他们也许会指导你和孩子找到英国国民医疗服务体系（NHS）中的咨询师。他们也可以帮忙将孩子转介给专业服务人员，我们将在下一章进一步讨论这个部分。

如果在学校出现的问题被老师或父母或学校的其他孩子发现了，通常需要召集涉及的每个人（"每个人"包括你的孩子），一起来决定接下来怎么做。让孩子从刚开始就在场通常是有帮助的。在这种情况下，共享信息总是很有用的。如果结果表明，你们决定采取的行动不足以帮到孩子，那么就要将孩子转介到儿童和家庭精神科诊所，或者，如果孩子的问题主要是学习困难或在教室中的行为问题，可以将孩子转介给学校下属的教育健康从业者或教育心理学家。近年来，越来越普遍的情况是，每个学校至少会有一名兼职的儿童青少年心理健康专业人员，而且每个学校都应该有一名工作人员负责所有孩子的情绪健康方面的问题。这样的话，由于学校的专业人员很可能已经与当地诊所建立了良好的联系，将孩子转介到儿童和青少年心理健康服务机构（Child and adolescent

坦率地说，我没有看出他有什么问题。

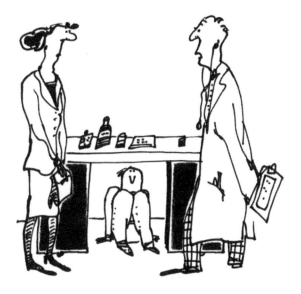

mental health service，CAMHS）就会变得容易得多。

当没有专业帮助时

可能存在的一个情况是，你的家庭医生无法帮到你，尽管这种可能性比十年前已经小很多了。一些医生仍然不相信儿童会患抑郁症，而另一些医生则对精神科医生和心理学家持否定态度。如果是这种情况，而且你确信孩子需要专业帮助，那就去看另一个医生，或者直接与儿童和青少年心理健康服务机构（CAMHS）联系。你应该能在网上找到联系方式。如果你依然很难获得合适的帮助，那么可以联系一些慈善团体，他们特别关注有心理健康问题的儿童和青少年的情况，很可能会提供帮助。

如果孩子的老师不能帮到孩子，那么你要和班主任见一下面。对于遭受情感困扰的学生，不同的学校能提供的帮助确实有所不同，但大多数学校都有多种方式来为这些孩子提供支持。

大多数儿童和青少年心理健康服务（CAMHS）诊所都需要排队等候，尽管他们可能会优先安排紧急的来访，但有时仍然需要等待相当长时间。如果等待时间看起来很不合理，那就联系孩子的学校，看看他们是否能让孩子更早地见到专业人士。另外，正如我们上述提到的，现在许多学校都有心理健康专业人士和咨询师在学校工作。你孩子的学校可能也有。

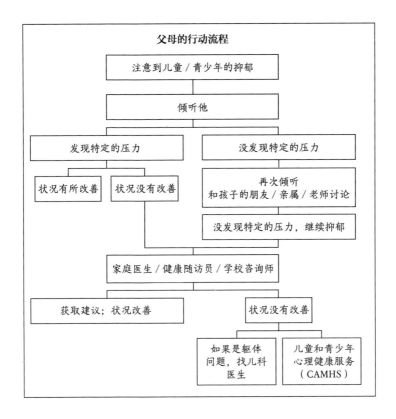

在见到你和孩子之后，医生应该会倾听你们的诉说，并给予建议和支持，只在偶尔的情况下会开药。通常，要了解

问题的进展情况，你们还需要预约下一次见面。如果几周后，问题没有好转，甚至看起来变得更糟糕，那么你的医生可能会建议将孩子转介到当地的儿童和青少年心理健康服务机构（即 CAMHS，这部分将在下一章进行讨论）。如果问题很严重，可能需要更早考虑到这一点。如果医生不建议转介，你也可以自己要求转诊。

第六章

获得专业帮助：

儿童和青少年抑郁症服务指南

在英国，所有为儿童和青少年的身心健康提供支持的人，都应该参考英国国家卫生与临床优化研究所（National Institute for Health and Clinical Excellence，NICE）制定的指南。NICE 推荐的儿童抑郁症治疗的最新指南发布在 2019 年，其中包括了很多有益的建议，且大多数建议都有良好的研究证据支持。

作为总体指南的一部分，NICE 认为，所有患抑郁症的儿童及其家人，应该都可以从他们所接触的任何专业人员那里获得优质的信息，并且对于治疗方面的任何决定，所有专业人员都应该获得其知情同意。他们还明确表示，"所有服务机构都应该提供儿童或青少年及其家人或照顾者所用语言的书面信息或录音材料，对于那些首选语言不是英语的人，应该为其寻求专业的翻译。"

在治疗方面，NICE 指南建议采用"分级诊疗（stepped care）"来帮助患抑郁症的孩子。这意味着，专业人员要能识别出抑郁症儿童和青少年的不同需求，以及他们所希望机构提供的不同服务。这背后的理念是，我们所有人（父母、老师、专业人员）都有责任识别出孩子的抑郁情况。当抑郁程度比较轻时，最好能够在社区的设置下对其加以控制。只有当抑郁程度比较严重时，去门诊寻找心理健康专家团队进行治疗才是最好的方案。如果孩子的抑郁情况对这些治疗没有反应、抑郁症复发，或者有精神病性抑郁症的迹象——特别是当儿童或青少年的安全存在真实的风险时——NICE 建议考虑住院治疗。

　　针对儿童和青少年心理问题的专业服务机构有不同的称呼。过去，它们有时会被称为"家庭咨询诊所"或者"儿童指导诊所"，但是现在，它们被称为"儿童和青少年心理健康服务机构（CAMHS）"。其中一些设在医院中，而另一些则附属于医疗中心或学校。

谁在儿童和青少年心理健康服务机构工作？

　　在大多数 CAMHS 的诊所，都会有许多不同的儿童和青少年心理健康专业人员。通常，至少会有一位临床心理学家、一位精神科医生、一名护士和一名社工，也可能会有一位儿童治疗师和 / 或一位家庭治疗师。这些专业人员的受训和背景各不相同。尽管存在这些差异，但他们的技能有很多重合之处。他们都接受过培训，知道如何评估情绪问题、如何给父母和儿童咨询。他们都有很好的倾听能力，并能够通过仔细观察找到孩子可能存在的问题的线索。通常，他们还熟练掌握不同类型的治疗方法，包括对儿童和父母进行个体心理治疗、设计行为方案或者家庭治疗。

除了这些共同的技能，他们也有各自的特殊责任和兴趣。心理学家通常擅长评估学业困难以及设计行为方案，诸如下文中"认知行为疗法"部分的内容。儿童精神科护士具有心理健康护理的背景，通常对行为管理和家庭工作方面尤为熟悉。作业治疗师*（Occupational therapists）也可能是诊所的一员，能在康复活动和实际策略方面提供帮助。儿童和青少年精神科医生是有医学资质的医生，同时具备医学背景以及儿童和青少年情绪及行为问题方面的知识。儿童和青少年心理治疗师在儿童个体心理治疗方面接受过长期培训，尤其擅长理解儿童的"内部世界"。社会工作者，有时是 CAMHS 的一部分，人们对他们的理解主要是在儿童保护方面的作用，这是他们工作的一部分，但是他们主要关注的是改善家庭关系；他们也了解有关福利制度的特殊知识，这可能会有所帮助。家庭治疗师擅长观察家庭成员之间的互动，并根据他们的观察尝试进行有益的干预。这里也会有其他治疗师，例如艺术或音乐治疗师，或者被称为心理健康工作者或儿童健康从业

---

* 作业治疗师指通过进行有目的的作业活动，恢复或改善生活自理、学习和职业工作能力的康复医学技术人员。——译者注

者的医疗专业人员。

当你的孩子被转介到 CAMHS 后，会发生什么？

首先，可能会先等待一段时间。等待时间可能是一到三个月，这取决于你住在哪里。然而，对于那些无法等待的人，大多数诊所都有应急程序，或者，他们也许会在孩子进入等待名单之前，做一个初始评估或者建议寻求其他类型的帮助。为了节省时间，诊所可能会在你第一次去之前让你填写一份问卷，以了解一些信息。他们也可能会征求你的同意，与孩子的学校取得联系，以便到了预约时间时，工作人员能对那时孩子在学校的进展和表现有所了解。

不同的诊所工作方式不同。因此，你们之间的第一次联系可能是通过电话，也可能是通过信件。通常，家庭成员可能会对第一次预约信的内容感到担忧，因为信件中可能会要求全家人都出席，或者至少（取决于家庭中有哪些成员）你和孩子要一起出席。你可能会觉得，诊所在暗示你在某种程度上应该为孩子的问题负责。事实上，诊所工作人员的受训是为了去理解，而不是去指责。尽管谁应该出席治疗取决于你的决定，但了解整个家庭对当前困难情况的看法，在评估孩子和出现问题的情境方面会很有帮助。

当你们到达诊所后，接待你们的诊所工作人员会介绍他们自己，并说明评估将如何进行，以及需要多长时间。有些诊所会使用单向屏幕或者录像设备，一方面可能是为了培训在诊所中受训的工作人员，另一方面也可能是因为这被认为是多视角看待问题的一个好办法。如果要使用录像或单向屏幕，诊所会向你解释，并征得你的同意。你也许会认为这种方法太具有窥探性，你完全有权利不同意使用。不过，对那些试图理解和帮助你的孩子和家庭的人来说，这些材料将会很有帮助。

诊所和全科医生最大的不同是诊所能够提供更多的时间，一小时或更多。此外，诊所工作人员在倾听儿童和父母谈论他们的问题方面，接受过专门的训练，因此，他们在评估不开心和抑郁的儿童和青少年方面经验更丰富。

他们的工作方法应该包括，以合作的方式与孩子和家庭工作。刚开始，他们也许希望和整个家庭一起见面，然后他们会单独见儿童或青少年，之后再单独见父母。

大多数在 CAMHS 工作的专业人员都有自己偏爱的工作方式。例如，他们可能会把重点放在观察整个家庭上，或者他们也许主要单独和儿童或青少年工作。一些人对直接处理症状或主诉更感兴趣，而另一些人则对探索表象之下的奥秘更感兴趣。所有人都应该花时间倾听，并试图理解孩子和家庭所处的困境。在一些情况下，大多数专业人员会开药或推荐一些药物，但在他们更了解孩子、并探索到其他可能性之前，他们可能不会推荐药物治疗。

当评估接近尾声时，负责接待你们的诊所工作人员可能会解释他们对这个问题的初步看法，以及他们对未来的建议。尽管他们要尊重孩子的自主权和意愿，但他们应该让你参与讨论，这样任何决定都是你们共同做出的，而不是由专业人员告诉你应该做什么。一些家庭会当场收到一些建议，这表明他们只需要在问题持续存在的情况下才需要再来诊所。然而，如果抑郁的情况非常严重，工作人员很可能会认为，在评估访谈之后有必要对儿童或青少年进行多次治疗。例如，他们也许会解释说，不要期待快速的改变，但他们希望通过治疗，在未来几周或几个月，状况会有所改善。他们会写信给你的家庭医生或将你们转介到诊所的人，告诉他们评估的结果。他们也许希望再次与学校取得联系。

当查尔斯 8 岁时，他因为在过去的六个月里一直胃疼和头疼，而被家庭医生转介到 CAMHS。由于这些疼痛，他在这六个月的大部分时间里都没有上学。他之前去看过儿科医生，医生给他验了血，结果一切正常。儿科医生认为他的疼痛是心理原因导致的，并给出了一些建议，但是他依然遭受着痛苦，并且持续不上课。

查尔斯是独生子。见过查尔斯和他的父母的临床心理学家曾写信要求学校出具一份他在学校的情况的报告。他的老师说，由于他缺课时间太长，他们对他没有太多可说的。但在他们看来，尽管朋友很少，但他是一个愉快的、安静的男孩，学业上没有什么问题。学校对他的缺课表示担忧，之前他们被告知他缺课是由于身体原因，并被要求要一直跟进查尔斯的情况。

心理学家刚开始一起见了查尔斯和他的父母。她注意到，查尔斯坐得离母亲很近，而他的父亲则坐得远了一点。心理学家让他们解释他们是如何看待这个问题的，以及他们是否认为来诊所治疗是个好主意。查尔斯的母亲立刻开口说话。她说，她根本不愿意来诊所。她仍然坚信孩子的问题是身体原因导致的。她花了很长时间谈论查尔斯是多么"正常"，以及家里没有一个人有神经方面的问题。然而，事实表明，自从病痛发作以来，查尔斯确实很容易心烦意乱，经常流泪，睡眠也不好。他无法专注下来做任何事，甚至无法专注于他通常很喜欢玩的电脑游戏。转诊时，临床心理学家了解到了完整的有关他症状发展的信息以及其他背景信息。然而，她很难将父亲或查尔斯带入到谈话中来。父亲只是说，他把这种事情留给妻子来处理。

之后，心理学家单独见了查尔斯。查尔斯对于和父母分离感到紧张，但最终，他还是让父母把他留在了房间里，和这位在儿童谈话方面特别有经验的心理学家待在一起。查尔斯不愿意和她说话，但是她最终设法鼓励他去玩一些家庭玩偶。他游戏的方式，尤其是玩女玩偶的方式，表明他是个很生气的男孩。她无法在第一次的访谈中得出任何其他的结论。

然后，她去单独见了查尔斯的父母，查尔斯则待在等候区由接待员照看。她问查尔斯夫妇，是否还有其他不想在查尔斯面前说的事要告诉她。父亲看起来有什么话要说，但他似乎无法开口。心理学家说，她认为查尔斯确实在遭受抑郁和焦虑之苦，在某种程度上，他的疼痛和这些感受有关。

在接下来的三个月，心理学家在其他更多的场合见到了这个家庭。她也和学校一起监督查尔斯的出勤状况。家庭访谈和查尔斯的个体治疗同时进行，这被证明是有帮助的。他的父亲参与得更多了。逐渐地，查尔斯的疼痛也变得没那么频繁。他开始重新见朋友，上学也变得更有规律。

可选择的治疗方法以及如何选择?

选择儿童所需的治疗方法要考虑很多因素。如果孩子在学校或家里遇到的压力似乎是问题的根源,那自然要首先处理这些压力。如果问题主要与孩子的内心世界有关,那某种流派的个体心理治疗也许是治疗中最重要的部分。如果问题主要在于家庭成员之间的互动,那要先考虑家庭治疗。其他重要的需要考虑的因素还包括是否可获得某种特别的治疗方法以及治疗师最有经验的治疗方法。如果父母对机构提供的治疗方式感到不满意,他们应该毫不犹豫地向诊所的工作人员或自己的医生提出。机构应该认真对待这些顾虑,同时也要考虑到,最好的治疗方法是基于他们对整体情况的理解。现在越来越多的专业机构会采用短程的干预方法作为首要的治疗方法。

在这一章的开头,我们提到了 2019 年 NICE 发布的关于儿童和青少年抑郁症的治疗指南。NICE 指南的一部分作用是呈现不同类型治疗的证据,并对适用于不同的儿童最有帮助的治疗方法方面给出建议。他们认为,对于轻度抑郁的儿童,大多数也许可以通过观察等待或团体干预得以改善。NICE 非常清楚地表明,轻度抑郁的儿童和青少年不应该将抗抑郁药物用作初始治疗方法。

　　然而，当抑郁症变得更严重时，NICE 建议专业人员应该仔细进行评估，然后和孩子及其家人讨论他们可以获得的不同类型的治疗方法，尽量确保这些治疗方法可以满足每个家庭的个性化需要、偏好和价值观。

　　有证据表明，很多谈话治疗对抑郁的儿童和青少年有帮助。有时候，它们之间的区别会让人很困惑，所以我们在此介绍 4 种实证效果最好的治疗方法：认知行为疗法（cognitive behavioral therapy，CBT）、系统家庭治疗、心理动力（或精神分析性）心理治疗以及人际关系治疗（interpersonal therapy，IPT）。这四种治疗方法都是 NICE 推荐的治疗儿童和青少年抑郁症的方法，但并不意味着它们总是有用，或者其他类型的治疗方法总是没用——只是目前还没有高质量的研究证明其他方法的有效性。

认知行为疗法

　　抑郁症也可以被看作一种思维障碍。我们已经描述了一些儿童和青少年会怎样在没有做错任何事情的情况下责备自己。如果我们认为自己过去做错了什么，或者未来是无望的，那我们可能会变得抑郁——我们的情绪会受到想法的影响。如果这些想法是错误的，那我们的情绪就是不恰当的、不应当遭受的。因此，使用认知疗法的人认为，帮助抑郁的儿童或青少年以不同的方式、更准确地思考他的过去、现在或未来，将有助于缓解抑郁。认知行为疗法是去修正消极思维，以改善这种思维所产生的低落情绪。

认知行为治疗师（他们也可能是心理学家或精神科医生）是如何工作的？通常，他们会让孩子解释"愤怒""快乐""担忧""高兴""抑郁"等词对他们来说的含义，并举例说明他最近经历这些感受的情况。他们会让孩子描述体验到这些感受时的想法。接下来，他也许会被要求记录心情日记，以及情绪所伴随的想法。这之后，孩子要尝试在这些想法和伴随的情绪之间建立联系。然后，治疗师会设置一到两个任务，孩子完成这些任务时会感到更快乐。

孩子会遇到困难的情境，建议他思考不同的解决办法，并选择其中一种。例如，孩子可能在学校面临霸凌，孩子可以在治疗师的帮助下决定是否告诉老师或父母，找到远离霸凌的方法，以及和其他孩子讨论远离霸凌的方法等。另一种方法是，帮助他们检验他们认为的他人敌视自己或很少考虑自己的想法是否准确，鼓励他们去对照现实来检验这些想法。社会关系的改善可以改善情绪状态。

特定的技术，例如和治疗师进行角色扮演，有时可以帮助孩子更容易做出改变。久而久之，孩子会被鼓励去挑战之前的假设，即他周围的事情都是消极的。例如，孩子可能会意识到，妈妈的坏情绪并不是孩子的行为造成的，而是由各种各样其他的原因共同造成的。这种治疗方法的核心是有意识地自我监控和问题解决。

如今，认知行为疗法可以通过数字化的方式进行。这在一定程度上是因为国内很多地方没有足够的训练有素的治疗师，为所有需要帮助的年轻人提供治疗——据估计，在需要心理健康专业人员帮助的儿童和青少年中，只有大约25%的人真正去看了心理医生。认知行为疗法的在线和数字化形式也许更适合一些年轻人，他们可能更喜欢通过应用程序获得帮助，而不是去诊所接受治疗。一些研究表明，对一些年轻人来说，线上的认知行为治疗和面对面的治疗一样有用，不过目前还没有足够的研究来证明这一点。

纳迪亚是一个15岁的女孩。在她吞下20片扑热息痛药片、被送到急诊室两天后，她第一次见到了儿童和青少年精神科医生。她不得不去洗胃，身体很不舒服。幸运的是，她的肾脏和肝脏并没有受到任何永久性的损伤。当精神科医生见到她时，她非常伤心，泪流满面。她向精神科医生解释，自从患"流感"后，她已经情绪低落大约四个月了。她渐渐变得越来越抑郁，不愿意见朋友，讨厌上学，睡眠糟糕，对父母和妹妹脾气暴躁。她感到有人在背后议论她。她一直无法忘怀大约六个月前发生的一件事，当时另一个女孩因为和邻校的一个男孩发生争吵而被赶出她的朋友圈，她对此负有责任。

精神科医生见了纳迪亚的父母。她父母解释说，他们就是不知道女儿到底出了什么问题。在过去几个月里，她的脾气特别暴躁，把每个人的生活都弄得一团糟。他们不知道怎么做是最好的。每次他们想和她说话时，她都厉声呵斥他们。对于她试图结束自己的生命的做法，他们感到震惊和羞愧。后来发现，大约六年前，纳迪亚的父亲就曾抑郁过好几个月，但他没有变得易激惹，所以纳迪亚的父母没有想到她可能也是同样的问题。精神科医生全面分析了从纳迪亚和她的父母那获得的信息，最后得出结论，纳迪亚患有抑郁症。

纳迪亚在接受抗抑郁药物治疗的同时也开始了认知行为治疗。心理治疗的目的是帮助她检验她的想法是否符合现实。当她认为人们在议论她时，她会在日记中记录下来，并记下她为什么会得出这样的结论。她的思维和情绪慢慢好转，不再那么易怒和抑郁。尽管在大学时，纳迪亚又经历了一次抑郁发作，但她大部分时间都挺好，在接下来的学校生活中都能过着正常而愉快的生活。

心理动力（或精神分析性）心理治疗

　　儿童和青少年心理治疗师认为，很多抑郁症的发生是因为儿童或青少年难以表露他们的情绪和想法。心理治疗师会通过游戏、绘画或讨论的方式来帮助孩子探索他们的内心在发生什么。尽管儿童心理治疗师通常也会和父母一起工作，但对一些儿童来说，家庭内部的变化或对父母施加压力，并不足以帮助他们应对复杂的感受。

　　心理治疗不仅仅关注问题，还关注孩子的整体人格和应对策略。当孩子接受心理治疗时，治疗师和孩子会定期进行一对一见面，通常是一周一次，偶尔频率会更高。这有助于建立一种安全的治疗关系。治疗师也许会鼓励孩子在玩玩具或画画的过程中表达自己。然而，对于年龄较大的孩子来说，治疗通常完全是通过谈话进行的。

　　接下来的例子，反映了两个抑郁的男孩对糖尿病发展的完全不同的反应。两个男孩都很抗拒糖尿病的治疗，不愿意进行饮食调整计划或胰岛素治疗。两人都变得退缩、抑郁，学业下滑。

　　史蒂文只对体育运动感兴趣，他既喜欢玩也喜欢观看。他越发频繁的活动给糖尿病的控制带来了进一步的问题。在心理治疗期间，他非常担心失去对自己身体的控制。他觉得，所有的注射都会破坏他身体的整合能力——好像他的皮肤会被刺穿，无法再容纳他。

达伦担心的内容完全不同。他主要关注的是和其他人的不同感受。他觉得自己长大后很难成为一个积极的、有影响力的男人，因为他感觉自己和健康的父亲是如此的不同。

一旦这些内容在治疗中被揭露，并得到处理，两个男孩就都能参与到糖尿病的控制计划中，情绪得以改善，他们也能够重新安定下来过正常的生活。

抑郁的孩子会通过游戏、绘画或谈话等方式逐渐与治疗师建立关系。通过这种方式，治疗师和孩子一同探索孩子是如何应对生活的。心理治疗师会帮助孩子理解他的感受，以及这些感受是如何影响他们的行为和关系的。这个过程也许会包括探索孩子过去的经历和关系是怎样影响当前的应对方式的。治疗师通常不会为孩子遇到的困难提供解决方案，他们认为，增强孩子自己的推理能力，自己找到替代方案，而不是依赖治疗师，这样对他们更好。心理治疗是一个循序渐进的过程。在这个过程中，孩子被允许去探索他们的抑郁。尤其重要的是，抑郁时产生的愤怒和攻击性的感受可以被表达出来。当孩子发现这些负面情绪可以被耐受和表达时，他们会感到释然。治疗师要承认孩子正在经历的事，这种共情和情感表达是一种宽慰。这能让孩子在心理层面继续前进，去发现新的力量和应对能力。

治疗师要一直将家庭议题放在心上，可能会和另一位专业人员合作进行：当孩子接受心理治疗时，这位专业人员会见父母，有时会见整个家庭。有时候，治疗师也会自己来做这项工作。

家庭治疗

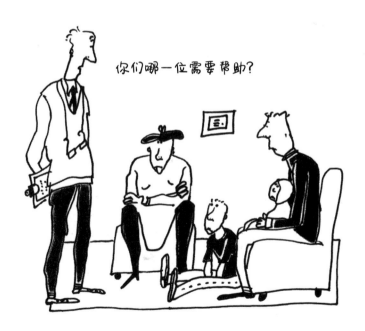

有时，人们会认为儿童抑郁症是孩子自身的问题，但这样看待这个问题并不总是最有帮助的方式。例如，我们知道，父母的问题，尤其是家庭不和谐，会对孩子的抑郁情况产生很大的影响。因此有时候，当孩子有问题时，不要想着只给儿童或青少年提供帮助。家庭治疗师需要考虑整个家庭，而不只是出现问题的那个人。家庭治疗师认为，孩子呈现的问题可能反映了整个家庭的问题。这些家庭关系不断地相互影响，循环往复，因此在家庭关系的背景下思考问题，能更好地理解抑郁的孩子。换句话说，问题不在于孩子，而在于整个家庭；解决问题的办法也在于整个家庭，不只是孩子一个人的事。孩子的行为举止和其他家庭成员都有关系。

伊恩，12岁，是家中的独生子，被他的父母带来诊所。他的父母对他的抑郁、对以前喜欢的活动缺乏兴趣以及感到绝望的情况而感到担心和恼怒。大部分时间都是他的父亲在说话，解释他如何用尽一切办法想让孩子振作起来。伊恩的母亲沉默不语，但是家庭治疗师感觉她很生气，尤其是对丈夫感到生气。后来，事情渐渐明朗起来，伊恩的父亲六个月前被解雇了，没找到另一份工作，所以他现在有更多的时间和伊恩在一起。

过去，儿子所有的决定是由伊恩的母亲做出的，现在她感觉自己被排除在外了。她开始和丈夫争论，他带伊恩去钓鱼和看足球比赛，使伊恩无法和朋友一起玩。伊恩这时候说他根本不想出去。后来，父亲批评了他，而母亲则更加沉默了。

当治疗师和伊恩的父母了解了情况后，他们就能意识到，伊恩的低落情绪是在表达很多未能在家庭中表达或分享的感受。一旦一家人开始这样看待事情，他们也就很少因为伊恩的事情争吵。尽管伊恩的抑郁没有完全消失，但减轻了。

家庭治疗通常是家庭治疗师和整个家庭（或者是经过讨论后，任何被认为应该参与进来的人）进行会谈。会谈也许会限制在一定次数内，这个次数由双方协商而定（通常为6~8次），也可能不限定次数，时间更长。通常，每两周见一次，这样是为了让家庭成员能够在两节会谈之间在家里做一些工作。

有时，会谈会在一个大房间进行，房间的其中一面墙是单向镜。家庭治疗师可能会让一位同事或一个团队通过单向镜观察会谈过程，以便更独立地观察治疗室内发生的一切。同事或团队成员有时可能会进入房间分享他们的看法。一些家庭认为这很有帮助，因为他们也许陷入了看待事物的单一视角，而这种外部的视角能够改变他们看待正在发生事情的方式。

家庭治疗师有不同的类型，但他们中的大多数人都是通过理解和改变家庭成员之间的互动方式来工作的。通常，在家庭治疗中，他们会画家谱图，来帮助他们明确孩子处于当前阶段时的家庭任务是什么。每个阶段，家庭成员都有需要完成的心理和关系层面的任务，当改变发生时，家庭中也许会出现一些困难。其他家庭成员可能也有自己的"生命周期问题"，这些问题都会在家庭内部相互影响。例如，当青少年开始追求更独立的生活，并最终离开家时，家庭生活会发生变化。整个家庭都会受到影响。父母之间的关系也会受到影响：随着孩子的离开，他们不得不再次作为一对伴侣来展望未来。丧失可能会成为整个家庭功能的核心议题，这也许也与祖父母变老或即将离世有关系。

家庭治疗的优势之一是它可以改善沟通，尤其是当家庭成员之间存在一些议题，而在没有帮助的情况下他们很难谈论时。因此，治疗师会尤其关注在表达自己的想法和感受方面有困难的家庭成员的表达。

一些父母担心他们会因为孩子的问题受到指责。但是家庭治疗对"责备"不感兴趣，也不一定要关注问题的起因。家庭治疗会通过理解家庭的互动，以及家庭如何以不同的方式合作来发挥作用。整个家庭都会受到孩子抑郁的影响，而这反过来也会影响到抑郁的处理。

　　有时也会开展多家庭治疗，这意味着治疗师会把几个可能存在相同困难的家庭召集在一起。这些会谈可能包括一些心理教育，但也会邀请各个家庭一同工作，一起努力解决他们所求助的问题。

人际关系治疗

　　我们的人际关系中所发生的事和我们的感受是紧密相连的。例如，当我们的关系出现问题时，我们会感到悲伤。当悲伤强烈到抑郁时，我们可能会感到疲惫，外出的次数变少，这会让我们和亲近的人之间产生距离。人际关系治疗是经过充分研究的治疗方法，它帮助年轻人了解人际关系和抑郁症状之间的相互联系，帮助他们改善关系，减少抑郁症状。

　　通常，人际关系治疗是和孩子进行 12 周每周一次的治疗，另外再与父母面谈 3 次。在前四次治疗中，治疗师会和孩子讨论孩子抑郁的经历，以及孩子生活中的人际关系网络，主要关注当前的人际关系或最近可能发生变化的人际关系。这有助于了解接下来的治疗中最应该处理的内容。治疗通常会聚焦重大的变化、冲突、丧亲之痛或者孩子建立或维持关系的困难上。

团体治疗

在一些诊所中，年龄大致相同的儿童会一起进行团体治疗。有时团体是男女混合的，有时是同性别的。团体治疗中会有一到两名治疗师在场。

团体治疗也许会以认知行为疗法为基础，在这种情况下，团体可能会聚焦于一个特定的主题，有固定的流程；或者团体中指导性较少，流程是开放的。团体带领者也许会引导孩子进行旨在解决特定问题的特定活动，例如合作和分享，或者会让孩子一起决定要进行的活动以及要讨论的主题。有时候，他们会用录像来帮助孩子观察自己，以鼓励孩子的改变。在这种情况下，需要获得父母的书面同意。

这些团体通常会每周或每两周见一次。他们可能是短期限时的，也可能是无限时的，团体的持续时间和内容取决于团体自身的发展。

抗抑郁药物治疗

一些研究表明，抗抑郁药物治疗可能会有帮助。然而，NICE 指南建议，这类药物不应该单独提供给抑郁的儿童。药物治疗应该要配合某类谈话治疗，或者，孩子已经尝试过谈话治疗，但没有效果，这时再进行药物治疗。

当儿童或青少年抑郁的严重程度至少在中度以上，并且谈话治疗对其没有效果时，医生（通常是儿童和青少年精神科医生）会考虑是否使用药物治疗。当这种情况发生时，重要的是，医生告诉你和孩子为什么他们建议这么做，并向你们解释可能的药物副作用，包括长期的副作用，以及当孩子想要停止服药时会发生什么。由于这些信息可能会非常详细，他们也应该提供书面信息，让你和孩子有机会提问。父母、儿童和青少年通常都很害怕服药，因此在决定是否使用抗抑郁药物时，讨论并考虑到这些感受是非常重要的。开药的一个重要目的是改善情绪，让孩子更可能进行谈话治疗。一位15岁的青少年在接受了心理治疗和药物治疗后，抑郁状态得以改善，他是这么说的：

"心理治疗真的很好，很有帮助。也许药物治疗也有帮助。但是，（我的抑郁）更多是因为我的内心缺少安全毯（safety blanket），直到后来我感觉好一些。我认为最重要的是心理治疗——寻找到了不同的应对方法。但是我也知道，如果我的状态再次恶化，那我就要重新开始吃药。"

（法蒂玛，15岁）

儿童和青少年主要服用的抗抑郁药物是选择性血清素再吸收抑制剂（SSRIs），20 世纪 80 年代以来就一直在使用这类药物。这类药物的副作用更少，在服用过量的情况下，受到严重伤害的风险也更低，因此通常被认为比传统的抗抑郁药（三环类抗抑郁药）更有效、更安全。它们也确实存在副作用，但比较轻微，通常（但不总是如此）几周后会消失。2003 年，有证据清晰地表明，少数青少年在服用 SSRIs 后有更强烈的自杀观念，或者自残行为变多。自此以后，医生被要求更加谨慎地开处方，孩子的家人也会被提醒药物可能产生的副作用。

尽管如此，基于自身的经验，许多儿童和青少年精神科医生认为，这些药物是有帮助的。当出现严重的抑郁症时，这些药物会非常有用。如果医生开了药，需要定期服用。通常需要持续服药至少 6 个月才能知道是否真的有效。

用于治疗抑郁症的 SSRI 主要是氟西汀。有时，如果氟西汀不起作用，也会使用其他 SSRI 药物，如舍曲林或者西酞普兰。尽管这些药物都被称为抗抑郁药物，但它们对焦虑障碍和强迫障碍也有效，因此也可以被用于治疗这些问题。有时，精神科医生会开其他抗抑郁药物，比如米氮平或者沃替西汀。另一种药物碳酸锂，偶尔会被用于年龄较大、情绪波动较大的儿童和青少年。这种用于预防抑郁症发作的药物必须加以仔细监控。青少年必须定期验血，以确保锂的含量在一定的范围内。

对于所有类型的药物，要确保有自杀倾向的青少年接触不到这些药片，这很重要。当然，这也适用于其他需要服用药片的家庭成员。最好将所有药片都锁起来，尤其是当家里有处在学步儿期的孩子时，因为他们可能会误把药片当作糖果。

总结

有时候，试图获得儿童心理健康服务，弄明白所有可能对孩子的抑郁症有帮助的不同治疗方法，会让你感到有点超负荷。因为每个孩子都是独特的，没有一种适用于所有人的方法，有时你可能需要尝试多种方法才能找到最适合你孩子的方法。

如果你在和医生、精神科医生、护士或心理治疗师接触，那么向他们尽可能多地问你想问的问题，并确保他们清晰地回答了你，这一点很重要。了解为什么他们推荐某种特定的治疗方法也很重要。你还会想要了解支持这种治疗方法的证据是什么，以及使用这种治疗方法的风险是什么。同样重要的是，和他们讨论，如果治疗方法不起作用会发生什么，你和孩子还有什么其他选择。

如果你不得不让他们解释好几次，那也不要担心。当你的孩子患有抑郁症时，支持孩子的过程是很辛苦的，而为你自己找到支持也很重要。但帮助就在那里，我们希望本书能让你了解，要促成改变，你可以做的事情有很多。

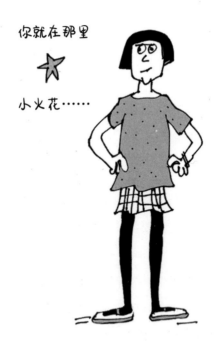

你就在那里

小火花……

第七章

最后的话——

来自一个家长

　　我们认为，他一定出了什么问题，因为他不开心——他曾是一个非常开心、快乐的男孩，外向，想和朋友待在一起，和朋友一起玩。但后来即使是在周末，他也不再想见朋友了。比如，当他可以见朋友时，他并不想见。要知道，我们经常聊天。但后来当我和他聊天时，他时常低着头，泪流满面，这完全不像他。所以我们意识到，这非常不同寻常。

　　我们真的不理解这是从何而来。你知道，也许是因为青春期，或者考试之类的事……我们知道他需要帮助，来处理他感受到的各种各样的感觉——但与此同时，我们希望有一些实际的、更短期的措施来帮助他应对问题。我的意思是，关于他是否应该接受一些药物治疗我们仍然存疑。你知道，我们对此依然持保留意见，并有所担忧。因此，我们和全科医生（general practioner，GP）谈了谈。幸运的是，她很准确地识别出他需要帮助，并把他转介到了"儿童和青少年心理健康服务机构"。他等待了一段时间才见到医生，这很不容易，但他得到了治疗，医生也跟我们讨论了药物治疗。

　　我们担心治疗会激起他无法应对的强烈情绪——但我认为这没有发生。我无法评估治疗所产生的影响——有时候你不知道有什么影响，直到发生后……但是，这是唯一能让他起床和出门的方式——我们不用说"起来，你得走了"——这对我而言很重要……有时候，在回家的路上，他会突然说，

"哦，你知道的……"，很明显，这是他在接着说他在治疗中讨论的内容。也许，这给了他思考和反思的喘息空间。

从那以后，他取得了很大进步——更有活力了，明显……更像他原来的样子了——开玩笑、开始恢复一点学习、回到学校。他的精力好多了。他确信自己不再处于曾经的黑暗之中……他现在可以说"这让我心烦"或者"这让我生气"——他能够分析自己的一些感受。

回想一切刚开始的时候，我们还有点儿挣扎，你知道的，不太理解他……这对我们所有人来说都很难。但是现在，我们算是了解了他是如何思考和理解的，也了解了他的精神状态。这对我们所有人来说都容易多了。事情并不完美——但是我认为，我们在逐渐好起来。

第八章

给政府的信息

虽然这本书主要是为父母而写，但我们认为有必要指出，政府可以做很多事情来让父母和老师更容易帮助孩子预防情绪问题。我们列出的以下政策措施将帮助父母、老师和孩子减少患抑郁症的概率。也许有些父母可以利用自身的影响力和投票，在这些方面带来一些改变。

- 减少贫困。养家糊口都困难的父母，要照顾孩子的情感需求会更困难。

- 增加更多学前儿童可以参与的项目，让儿童可以得到适当的刺激，及早发现问题。

- 减少统考的次数以减轻学业压力。

- 提升关系和性教育的地位，让儿童和青少年更好地了解这些内容，从而减少色情网站对他们的吸引力。

- 鼓励教育督察员，例如英国教育标准办公室，更重视那些推动社会包容政策，以及促进情绪健康、努力减少校园霸凌的学校。

- 给予学校更多资源，让他们能够在课程中提供更多艺术和音乐课程，并在课程表中留出供个人发展和自我照顾的空间，鼓励孩子们表达情感。

- 增加孩子的校外活动，让他们远离街头，给他们提供积极的社会活动。

● 确保所有受困于心理健康问题的孩子能够及时获得适当的支持，让身心健康实现真正的平等。

资源和扩展阅读

有用的机构和网站

安娜·弗洛伊德中心网站的"关注内心（On My Mind）"板块，有很多为年轻人和父母们提供的有用信息，比如"青年健康指导（Youth Wellbeing Directory）"，提供了英国各地儿童和青少年服务的最新联系方式，其中也包括儿童和青少年心理健康服务机构（CAMHS）的最新联系方式。该网站还有"术语说明（Jargon Buster）"板块，提供有关自我照顾的信息以及有关转诊和治疗的指南。

有一群父母和安娜·弗洛伊德中心一同制作了关于照顾抑郁症青少年的短片：《穿越阴影之旅》（*Journey Through the*

Shadows ），可以在 YouTube* 上找到该视频。

下面列出的所有机构都会提供信息和建议，有的机构还设有热线电话。我们给出了我们认为可供大家使用的网站地址，但我们无法对其内容负责。

NHS 官网（英国国民医疗服务体系官网）

NHS 网站上有很多关于好好生活的有用信息，包括关于饮食、睡眠等方面的指导。网站"关爱与支持（care and support）"板块还提供了大量关于 NHS 服务的信息，其中也包括儿童和青少年心理健康服务的信息。

该网站的"情绪区（Moodzone）"为焦虑和抑郁孩子的父母提供了信息。

年轻人的内心（Young Minds）

网站上有很多相关信息列表，包括父母生存指南和父母支持指南 A—Z，还有关于支持抑郁症孩子的在线信息。

---

* 是一个著名的视频网站，早期公司位于美国加利福尼亚州。——译者注

英国皇家精神科医学院（Royal College of Psychiatrists）

英国防止虐待儿童协会（NSPCC）

NSPCC 热线为关注儿童安全或健康的成年人提供建议和支持。

妇女援助会（Women's Aid）

致力于终止针对妇女和儿童家庭暴力的国家慈善团体。

隐匿之所（The Hideout）

妇女援助会（Women's Aid）创造了此空间，帮助儿童和青少年理解家庭暴力，以及如果家庭暴力发生在你身上，如何采取积极的行动。

英国国家统计局（Office of National Statistics，ONS）

最后，如果希望了解儿童和青少年抑郁症发生率的相关数据，英国国家统计局公布了权威的人口调查结果。在撰写本书时，该调查的最新版已于 2017 年出版。

扩展阅读

如果你想阅读更多关于儿童健康发展、儿童抑郁症或养育方法的书籍，你可能会对以下书籍感兴趣。

Sam Cartwright-Hatton（2007）*Coping with an Anxious or Depressed Child*. London: Oneworld Publications.

Sheila Redfern and Alistair Cooper（2015）*Reflective Parenting: A Guide to Understanding What's Going on in Your Child's Mind*. London: Routledge.

Margot Waddell（2005）*Understanding 12–14-Year-Olds*.
London: Jessica Kingsley Publishers.*

Margot Waddell（2018）*On Adolescence*. London: Jessica
Kingsley Publishers.**

---

*　本书简体中文版已由中国轻工业出版社"万千心理"于 2019 年引进出版。中
文版书名为《10—14 岁青少年：你在想什么》。——译者注

**　本书简体中文版将由中国轻工业出版社"万千心理"引进出版。——译者注